胆と膵 37巻 11号

胆膵内視鏡自由自在
～基本手技を学び応用力をつける集中講座～
（企画：東京大学消化器内科　伊佐山浩通）

巻頭言：胆膵内視鏡治療をいかに学ぶか，教えるか

I．内視鏡システムと内視鏡操作に関する基本知識
- 十二指腸鏡の基本構造と手技の関係
- 超音波内視鏡 A to Z
- ERCPにおけるスコープの挿入方法と困難例への対処方法
- 術後再建腸管に対するバルーン内視鏡挿入操作の基本と挿入のコツ

II．ERCP 関連手技編
◆胆管選択的カニュレーション
- カニュレーション手技の種類と使い分け
- VTRでみせるカニュレーションの基本とコツ（Contrast and Wire-guided）【動画付】
- VTRでみせる術後再建腸管に対するダブルバルーン内視鏡を用いた胆管カニュレーションのコツ【動画付】
- 膵管ガイドワイヤー・ステント留置下カニュレーションの実際とコツ
- VTRでみせる私のカニュレーション戦略とテクニック【動画付】
- Precutの種類と使い分け
- VTRでみせるPrecutの実技とコツ【動画付】
- コラム①：膵癌早期診断プロジェクト

◆乳頭処置
- ESTの基本事項を押さえる
- EST VTRでみせる私のこだわり（1）【動画付】
- EST VTRでみせる私のこだわり（2）【動画付】
- VTRでみせるEST困難例への対応【動画付】
- EPBD～VTRでみせるEPBD後の結石除去手技のコツ～【動画付】
- 内視鏡的乳頭大径バルーン拡張術（EPLBD）の適応と偶発症予防

◆結石除去
- 結石除去・破砕用デバイスの種類と使い分け
- 総胆管結石除去のコツ【動画付】
- 結石破砕と破砕具使用のコツ，トラブルシューティング

◆胆道ドレナージ術
- 閉塞性黄疸の病態と病態に応じた治療戦略
- ステントの種類と使い分け
- VTRでみせるMetallic stentの上手な入れ方【動画付】
- Bridge to Surgery：遠位胆道閉塞
- 非切除悪性遠位胆道閉塞に対するドレナージ戦略
- Bridge to Surgery：悪性肝門部領域胆管閉塞
- 非切除例悪性肝門部胆管閉塞に対するドレナージ戦略
- コラム②：ステント開発よもやま話

◆トラブルシューティング
- ERCP後膵炎への対処と予防
- ステント迷入への対処
- EST後出血への対処と予防
- 穿孔への対処と予防

◆膵管Intervention
- 膵石に対する内視鏡治療
- 膵管ドレナージの適応と手技
- 膵管狭窄困難例への対処

III．EUS関連手技編
- 膵領域におけるラジアル式およびコンベックス式EUSの標準描出法
- 胆道系の観察　ラジアル型とコンベックス型の描出法と使い分け
- 胆・膵領域における造影EUS
- EUS-FNAの基本的手技と検体処理
- コラム③：EUS-FNAの本邦導入の経緯

IV．Interventional EUS
- VTRでみせるEUS-BDの基本手技とコツ【動画付】
- EUS-BDを安全に行うために
- VTRでみせる胆道疾患に対するEUS-RendezvousテクニックとAntegrade technique【動画付】
- VTRでみせるEUS-GBDの適応と手技のコツ【動画付】
- VTRでみせるEUS-PD and Pancreatic Rendezvous Cannulation【動画付】
- 膵仮性嚢胞・WONの病態と治療戦略―診断，治療法選択，タイミング―
- Endoscopic necrosectomyの基本と手技の工夫
- コラム④：自由自在な胆膵内視鏡のために必要なことは？

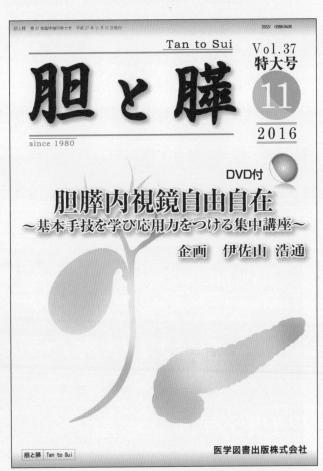

胆と膵 Vol.37 特大号 11 2016
since 1980
DVD付
胆膵内視鏡自由自在
～基本手技を学び応用力をつける集中講座～
企画　伊佐山 浩通
医学図書出版株式会社

本体価格 5,000円＋税

ホームページでも販売中！ http://www.igakutosho.co.jp　医学図書出版株式会社

胆と膵

Tan to Sui June 2018

特集 胆膵疾患と性差医学

企画：神澤　輝実

Personalized 医療としての性差医学・医療	白鳥　敬子	497
原発性胆汁性胆管炎（PBC）の性差の観点からみた特徴	谷合麻紀子ほか	501
性差による臨床像の差違 　―膵・胆管合流異常と先天性胆道拡張症―	神澤　輝実ほか	505
性差による臨床像の差違―胆管内乳頭状腫瘍―	窪田　敬一ほか	509
性差による臨床像の差違―胆石症―	正田　純一	515
性差による臨床像の差違―胆囊癌―	堅田　朋大ほか	521
性差による慢性膵炎の臨床的特徴の差異	阪上　順一ほか	527
性差による臨床像の差違―自己免疫性膵炎―	田原　純子ほか	535
性差による臨床像の差違―膵粘液性囊胞腫瘍（MCN）―	鈴木　裕ほか	539
性差による臨床像の差違―膵漿液性囊胞腫瘍（SCN）―	渡邊　利広ほか	543
性差による臨床像の差違 　―Solid Pseudopapillary Neoplasm（SPN）―	花田　敬士ほか	547
妊娠と胆膵疾患	大屋　敏秀ほか	553
アルコールと女性	菊田　和宏ほか	559
化学療法の有効性と副作用と性差	古瀬　純司ほか	563
女性における放射線診断ならびに放射線治療による被曝の留意点	唐澤　克之	569

症例 巨大胆囊の1例 ……………………………… 鈴木　範明ほか　575

症例 腎細胞癌胆囊転移の1例―本邦報告36例の集計― ……… 中沢　和之ほか　581

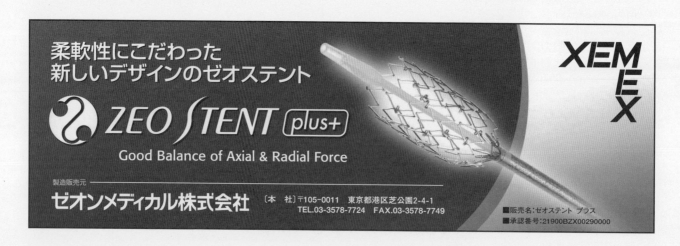

Tan to Sui (Japan)

CONTENTS

Theme of This Month: Sex and Gender-Related Medicine in Pancreatobiliary Diseases
Planner: Terumi Kamisawa

Gender-Specific Medicine as Personalized Medicine 497
    Keiko Shiratori

Gender Difference in Patients with Primary Biliary Cholangitis 501
    Makiko Taniai et al

Pancreaticobiliary Maljunction and Congenital Biliary Dilatation 505
    Terumi Kamisawa et al

Difference of Clinical Characteristics of IPNB Between Men and Women 509
    Keiichi Kubota et al

Gender and Gallstone Disease 515
    Junichi Shoda

Clinical Characteristics According to Gender Difference in Patients
with Gallbladder Cancer 521
    Tomohiro Katada et al

Gender Difference in the Clinical Feature of Chronic Pancreatitis 527
    Junichi Sakagami et al

Gender Difference in Autoimmune Pancreatitis 535
    Junko Tahara et al

Difference of the Clinicopathological Features of MCN Between Male and Female Patients 539
    Yutaka Suzuki et al

Gender Difference in Serous Cystic Neoplasms of the Pancreas 543
    Toshihiro Watanabe et al

Gender Differences in Solid Pseudopapillary Neoplasm of the Pancreas 547
    Keiji Hanada et al

Hepatic, Biliary, and Pancreatic Disorder During Pregnancy 553
    Toshihide Ohya et al

Alcohol Drinking in Women 559
    Kazuhiro Kikuta et al

Gender Differences in Chemotherapy for Biliary Tract and Pancreatic Cancer 563
    Junji Furuse

Consideration on the Exposure to Medical Radiation for Ovum and Fetus 569
    Katsuyuki Karasawa

Case Report

A Case of the Big Gallbladder 575
    Noriaki Suzuki et al

Case Report

Gallbladder Metastasis of Renal Cell Carcinoma
—Case Report and Review of 36 Patients Reported from Japan— 581
    Kazuyuki Nakazawa et al

IGAKU TOSHO SHUPPAN Co. Ltd.   2-29-8 Ohta Bldg. Hongo Bunkyo-ku, Tokyo 113-0033, JAPAN

胃炎・潰瘍治療剤

薬価基準収載

マーズレン®S配合顆粒
マーズレン®配合錠0.375ES
マーズレン®配合錠0.5ES
マーズレン®配合錠1.0ES

（アズレンスルホン酸ナトリウム水和物・L-グルタミン製剤）

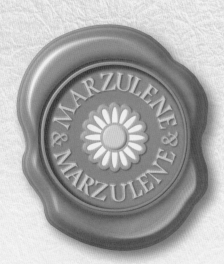

効能又は効果

下記疾患における自覚症状及び他覚所見の改善
胃潰瘍、十二指腸潰瘍、胃炎

用法及び用量

マーズレン® S配合顆粒：
　通常成人1日1.5～2.0gを3～4回に分割経口投与する。
　なお、年齢、症状により適宜増減する。
マーズレン® 配合錠0.375ES：
　通常成人1日6～8錠を3～4回に分割経口投与する。
　なお、年齢、症状により適宜増減する。
マーズレン® 配合錠0.5ES：
　通常成人1日6錠を3回に分割経口投与する。
　なお、年齢、症状により適宜増減する。
マーズレン® 配合錠1.0ES：
　通常成人1日3錠を3回に分割経口投与する。
　なお、年齢、症状により適宜増減する。

使用上の注意

1. **副作用**
二重盲検比較対照試験を含む一般臨床試験1516例中、副作用（臨床検査値の変動を含む）が報告されたのは、11例（0.73％）であった。
症状は、便秘、下痢、嘔気等で、いずれも重篤なものではなかった（マーズレン® S配合顆粒の再評価結果時）。
その他の副作用
以下の副作用が認められた場合には、症状に応じて適切な処置を行うこと。

	0.1～5%未満	0.1%未満	頻度不明[注1]
過敏症[注2]			発疹、蕁麻疹、瘙痒感
肝臓			AST(GOT)、ALT(GPT)、LDH、Al-P、γ-GTP上昇等の肝機能障害

	0.1～5%未満	0.1%未満	頻度不明[注1]
消化器	悪心、嘔吐、便秘、下痢、腹痛、膨満感	嘔気、胃部不快感	
その他	顔面紅潮		

注1）自発報告において認められた副作用のため頻度不明。
注2）このような場合には投与を中止すること。

2. **高齢者への投与**
一般に高齢者では生理機能が低下しているので減量するなど注意すること。

3. **妊婦、産婦、授乳婦等への投与**
妊婦又は妊娠している可能性のある婦人には、治療上の有益性が危険性を上回ると判断される場合にのみ投与すること。〔妊娠中の投与に関する安全性は確立していない。〕

4. **小児等への投与**
低出生体重児、新生児、乳児、幼児又は小児に対する安全性は確立していない。（使用経験がない。）

5. **適用上の注意**
（マーズレン® 配合錠0.375ES、0.5ES、1.0ESのみ）
薬剤交付時：
PTP包装の薬剤はPTPシートから取り出して服用するよう指導すること。〔PTPシートの誤飲により、硬い鋭角部が食道粘膜へ刺入し、更には穿孔を起こして縦隔洞炎等の重篤な合併症を併発することが報告されている。〕

「効能又は効果」「用法及び用量」「使用上の注意」等、詳細は製品添付文書をご参照ください。

製造販売 寿製薬株式会社
長野県埴科郡坂城町大字上五明字東川原198

販売元 EAファーマ株式会社
東京都中央区入船二丁目1番1号

［資料請求先］EAファーマ株式会社 くすり相談 ☎0120-917-719

2016年4月作成
MAZ・D01A・B5DI・TP

特集 胆膵疾患と性差医学

Personalized 医療としての性差医学・医療

白鳥 敬子[1]

要約：従来，生殖機能を除けば疾病の発症機序や病態に性差はないと考えられ，性差が診療で考慮されることは少なかった。しかし，ホルモン動態からみれば生理機能や加齢現象には明らかな性差があり，とくに妊娠，出産，閉経とライフステージを経ていく女性は男性と異なる病態，予後が生じることは当然である。1970年代に米国で健康と性差の関連性が認識されるようになり，gender-specific medicine（性差医学・医療）として発展した。従来の population medicine から personalized medicine（個別化医療）へ進むなかで，性差はもっとも基本的な要素である。我が国でも2015年に閣議決定された「第4次男女共同参画基本計画」のなかで「性差医療の推進」が掲げられている。性差という新たな視点から成因・病態，治療成績，予後などを見直すことが gender-specific な知見につながると期待される。

Key words：性差医学，性差医療，個別化医療，性ホルモン

はじめに

このたび，特集「胆膵疾患と性差医学」のトップバッターの執筆を依頼された。「消化器病における性差医学・医療研究会」を2005年に日本消化器病学会附置研究会として立ち上げた一人として，性差医学・医療を特集で取り上げていただいたことを大変に喜ばしく思う。

従来，同一疾患なら同一治療（population 医療）が当然のように行われてきたが，これからの医療は「個別化医療」（personalized 医療），そして「高精度医療」（precision 医療）へと新たなステージへ進んでいく時代になった。その流れからみれば，性差医療（gender-specific medicine）は個別化医療の原点ともいえるのである。ここでは性差医学・医療の歴史や意義，行政の取組などを概説し，各エキスパートによる「性差と胆膵疾患」解説の前座としての役割を果たすことにしたい。

I. 性差医学・性差医療とは

従来，生殖機能を除けば疾病の発症機序や病態に性差はないと考えられ，診療においても性差が考慮されることは少なかった。しかし，たとえ同一疾患でも，ホルモン動態からみれば本来の生理機能や加齢現象には明らかな性差があり，とくに妊娠，出産，閉経と大きなライフステージを経ていく女性には，男性と異なる病態，予後が生じることは当然である[1]。Gender-specific medicine（性差医学）は，このような性差に基づく視点に立って，病態生理の解明から治療法や予防法の開発など性差に関連する研究を推進する学問であり，その成果を疾病の診断，治療，予防措置に性差を反映した医療を展開していくことが性差医療である。

II. 性差医学研究の歴史

性差医学・医療の歴史は米国からはじまる。1957年に女性ジャーナリストの Barbara Seaman が女性に投与される医薬品の安全性への問題を提議し，女性の健康を守る運動をはじめたことが最初である。1960年代のサリドマイド薬害事件などから，1970〜80年代には米国 FDA や NIH は，臨床試験での女性被験者に対す

Gender-Specific Medicine as Personalized Medicine
Keiko Shiratori
1) （財）健康医学協会 東都クリニック（〒102-0094 千代田区紀尾井町4-1 ホテルニューオータニガーデンタワー）

る安全性の検討を義務付けるようになり，1977年にFDAは妊娠の可能性のある女性を新薬の治験に参加させないように通達を出した．1985年，米国公衆衛生局のEdward N. Brandt医師は女性の健康に関するデータが少ないことから，女性特有の病態研究を推進すべきであると提言した．1994年にはFDAは薬剤の治験では半数に女性を含むことを推奨するという方針を打ち出し，1995年，女性の健康について研究するOffice on Women's HealthがFDAのなかに開設された．

このように，すでに欧米ではgender medicineの重要性が認識され，2006年にInternational Society of Gender Medicine（国際性差医学学会）が設立された．

我が国でも2004年に「性差医療・性差医学研究会」が設立され，同年に第1回研究会が開催された．本研究会は2008年に「日本性差医学・医療学会」に発展し現在に至っている．毎年，学術集会が開かれ，著者も2014年に第7回学術集会を開催させていただいた．本学会は前述した国際性差医学学会にも理事として参加しており，2017年に第8回国際性差医学学会を下川宏明教授（東北大学循環器内科）がpresidentとなり仙台で開催された．

消化器病領域では，はじめに述べたように，国内の動きに遅れることなく2005年に日本消化器病学会附置研究会として「消化器病における性差医学・医療研究会」を設立し，現在まで定例で研究会を開催している．振り返れば，2008～2011年にかけては「性差と消化器疾患」が消化器関連雑誌の主題として数回にわたり特集され，2008年のJDDWではパネルディスカッション「性差からみた消化器疾患の病態と予後」が組まれ著者も司会を務め，消化器領域でも性差が注目されはじめた頃といえる．

III. 第4次男女共同参画基本計画における「性差医療」の意義付け

我が国では1999年に「男女共同参画社会基本法」が制定された．男女共同参画社会とは，男女が社会の対等な構成員として，自らの意思によって社会のあらゆる分野における活動に参加する機会が確保され，男女が均等に政治的，経済的，社会的および文化的利益を享受でき，ともに責任を担うべき社会とされる．内閣府に男女共同参画局が置かれ，行政として活動の推進を担当している．

2015年12月に新たな「第4次男女共同参画基本計画」が閣議決定されたが，その第6分野「生涯を通じた女性の健康支援」に，施策の基本的方向として「疾患の罹患状況が男女で異なることなどに鑑み，性差に応じた的確な医療を受けることが必要」と述べられている．また，その具体的な取組として「性差医療に関する調査・研究を進めるとともに，性差医療に関する普及啓発，医療体制整備，性差を踏まえた心身の健康維持支援や生活習慣病の予防施策を推進する」と明記された．このように性差を踏まえた健康支援体制の構築が内閣府から提唱される時代となり，胆膵疾患領域においても性差医学・医療の推進が求められるところである．

IV. Genderとsexの違い

性差を表す言葉に「gender」と「sex」の二つが使われるが，2001年に米国での性差研究をまとめる委員会で二つの使い分けが明記された．Sexとは染色体の構成に由来した生殖器官とその機能である生物学的な性差であり，genderとは男性・女性としての生物学的な性差に付加された社会的・文化的性差とされている．2002年にWHOも同様の定義をしている[2]．したがって，gender-specific medicineにおいては，生物学的な性の差異だけでなく社会や環境因子も考慮した幅広い医療が求められるのである．

V. Population medicineとpersonalized medicine

従来は，同一疾患なら同一の治療，すなわち"One size fits all"といわれるpopulation medicineが臨床治験の段階から日常診療まで行われてきた．しかし，近年，個人の遺伝素因・環境素因に合わせた個別化医療，"tailored medicine"である"personalized medicine"（個別化医療）の概念と重要性が十数年前から提唱されてきた．すなわち，各個人に応じたオーダーメード治療であり，従来型のある疾患にはこの治療といった画一的な治療からの変革である．これを可能にしたのも，当然ながら近年の飛躍的なゲノム解析をはじめとするバイオテクノロジーの進歩によるものである．

米国ではすでにpersonalized医療として，患者の個別診断，環境因子を考慮し最適な治療法を抽出・選択する医療が進んでいる．我が国でも，乳癌や肺癌などの悪性腫瘍に対する化学療法の有効性を，治療前に患者のがん遺伝子を検査し薬剤を選択することが保険診療としても認められ，personalized医療として実践されている．

Gender-specific medicineも従来からのpopulation

医療では考慮されてこなかった性差を視点においた医療であり，personalized 医療の一分野といえる。

VI. Precision medicine（高精度医療）

Precision medicine は，個々人の細胞における遺伝子発現や蛋白質などの特性を分子レベルで判別し，個々の患者をグループ化し診断・治療，予防を提供する医療である。2015年1月に米国オバマ大統領が一般年頭教書演説で提唱した新しい考え方の医療である。すなわち，個別化医療を一個人を対象にするのでなく，患者特性に基づいて層別化し，特性に応じた集団ごとの治療法から疾病予防を確立していくというものである。患者の層別化を可能としたのは次世代シーケンサーの登場により，低コストで短時間に網羅的な遺伝子解析が実現したことが大きい。我が国でも東北大のメガバンクをはじめ，さまざまな機関が大量のゲノム情報を収集している。

患者の遺伝子情報のみならず，環境因子，さまざまな医療情報が集められた医療ビッグデータが AI の飛躍的発展により，新たな病態解析や治療法，予防法の開発をもたらすと期待される。とくに抗がん剤の開発や難治病の治療薬開発の分野では大きな期待が寄せられている。また疾患の早期発見につながるバイオマーカーの探索，活用も可能になるだろう。男性に特有な疾患，女性に特有な疾患など，gender-specific medicine においても染色体の差異だけでなく多方面の解析が進むことを期待したい。

VII. 性ホルモンと膵臓

性ホルモンには，エストロゲン，プロゲステロン，アンドロゲンが含まれる。これらの性ホルモンは膵 β 細胞に生理的な作用を有することが知られている。

1．エストロゲン

エストロゲンはステロイドホルモンの一種であり，エストロゲン受容体に結合する。エストロゲン受容体は核内受容体スーパーファミリーに属し，核内でリガンド依存性の転写因子として機能する。エストロゲン受容体は女性生殖器官のみならず，精巣，血管内皮・平滑筋，骨芽細胞，中枢神経細胞にも分布している。エストロゲン受容体には α と β という二つのサブタイプがある。

エストロゲンはレプチンと同様に食欲中枢に作用し食欲を抑制し，体脂肪量の低下とエネルギー消費を増加させる[3]。その結果，基礎代謝を増加させ，脂肪代謝を促進させる。つまり脂肪は内臓にはたまりにくく，皮下脂肪として蓄えられる。したがって，閉経後は肥満や内臓脂肪が増加しやすくなるのである。

膵 β 細胞にはエストロゲン受容体 α が存在する。エストロゲンが産生できない遺伝子改変マウスの実験で，ストレプトゾトシン（STZ）投与で減少する膵 β 細胞量が，生理的濃度のエストラジオール投与により雄雌いずれも STZ による膵 β 細胞アポトーシスが抑制され，糖尿病発症が減少したことが報告されている[4]。さらに，エストロゲン受容体 α 欠損マウスではエストラジオールを投与しても STZ による膵 β 細胞アポトーシスは軽減しない。つまり，エストロゲンはエストロゲン受容体 α を介し，膵 β 細胞を保護しその機能を維持していると考えられる。肝ではエストロゲンが脂肪合成にかかわる遺伝子発現を低下させ，インスリン感受性を改善することが知られている。このように，エストロゲンは膵 β 細胞や肝細胞で生理的に作用し，糖代謝調節に重要な役割を果たしている。

2．テストステロン

テストステロンは男性更年期といわれる加齢男性性腺機能低下症候群（late-onset hypogonadism：LOH）との関係で注目されるが，メタボリック症候群や糖尿病発症にも深く関与していることが明らかにされている[5]。*In vitro* の基礎研究でも，テストステロンがデキサメサゾンで誘発する膵 β 細胞のアポトーシスを抑制することが報告された[6]。男性ホルモンもエストロゲンと同様に，膵 β 細胞の機能維持に生理的な役割を果たしていると考えられる。

VIII. アルコール代謝

アルコールは膵疾患の成因や進展に深くかかわる。アルコールは吸収後，アルコール脱水素酵素（ADH）により代謝されアセトアルデヒドに変換され，さらにアセトアルデヒドはアルデヒド脱水素酵素（ALDH2）により分解される。ALDH2 には遺伝子多型が認められている。エストロゲンは ADH の反応を抑制しアルコール代謝を遅くする作用がある。

事実，アルコールに対する感受性には性差があり[7]，女性のほうがより少量で，より短期間で肝障害や膵障害を生じ，より高度の病態に進展しやすく依存性にもなりやすいことが知られる。また，ALDH2 遺伝子多型では，不活性型 ALDH2 多型の男性は喫煙による膵癌発生率が高まるが，女性には差がなかったとの報告がある[8]。詳細は他稿に譲る。

IX. 疾患疫学調査における性差の重要性

さまざまな胆膵疾患の疫学調査が行われているが，集積されたデータに対し性差の視点からの分析がより深くなされるべきであると考える。Gender-specificの観点からは単なる生物学的性差（男女差）のみならず，患者の環境因子，社会的活動，生活習慣などを含めたより広いプロフィールを加えることで成因，治療，予防に関しての個別医療がより具体的に実践できるのではないだろうか。Nippら[9]は膵癌症例の調査で人種，年齢，性差から解析しており，Romagnuoloら[10]の慢性膵炎症例調査でも女性における臨床的特徴が示されている。これからの調査研究の方向性として，性差は重要なキーワードになるであろう。

X. 他領域での性差医療ガイドライン

循環器領域では，すでに2010年に「循環器領域における性差医療に関するガイドライン」が公表されている[11]。日本循環器学会が中心となり，合同研究班として日本胸部外科学会，日本外科学会，日本高血圧学会，日本更年期学会，日本産科婦人科学会，日本心臓病学会，日本心不全学会，日本性差医学・医療学会，日本動脈硬化学会，日本内科学会，日本薬学会，日本老年医学会など18学会が参加し作成された。従来の疾患別ガイドラインと異なり，性差に視点を置いたユニークなガイドラインである。消化器領域においても，性差にかかわるエビデンスを集約した診療ガイドラインが作成されることを期待したい。

おわりに

胆膵疾患領域は消化器疾患，とくに肝疾患領域に比べ，性差医学研究では遅れをとっている状況にある。見慣れた疾患であっても，性差という新たな視点から成因，病態，治療成績，予後などを見直すことでgender-specificな知見が得られる可能性は高い。これからのpersonalized医療の進むべき方向性の一つに，性差医学・医療の考え方が反映されることを期待するものである。

参考文献

1) 宮坂京子：女性はなぜ長生きするか？―遺伝子・ホルモン・環境面から性差の背景を探る．成人病と生活習慣病 **41**：1391-1395, 2011.
2) 本庄かおり：健康の性差―ジェンダーの健康影響．季刊家計経済研究 **107**：45-53, 2015.
3) 笹岡利安, 恒枝宏史, 和田 努：エストロゲンと糖代謝．糖尿病 **51**：829-832, 2008.
4) Barros RP, Machado UF, Gustafsson JA：Estrogen receptors：new players in diabetes mellitus. Trends Mol Med **12**：425-431, 2006.
5) Tanabe M, Akehi Y, Nomiyama T, et al.：Total testosterone is the most valuable indicator of metabolic syndrome among various testosterone values in middle-aged Japanese men. Endocrine J **62**：123-132, 2015.
6) Harada N, Katsuki T, Takahashi Y, et al.：Androgen receptor silences thioredoxin-interacting protein and competitively glucocorticoid receptor-mediated apoptosis in pancreatic β-cells. J Cell Biochem **116**：998-1006, 2015.
7) 斎藤英胤：アルコール・薬物性肝障害における性差．成人病と生活習慣病 **41**：1459-1461, 2011.
8) Miyasaka K, Kawakami T, Shimokata H, et al.：Inactive aldehyde dehydrogenase-2 increased the risk of pancreatic cancer among smokers in a Japanese male population. Pancreas **30**：95-98, 2005.
9) Nipp R, Tramontano AC, Kong CY, et al.：Disparities in cancer outcomes across age, sex, and race/ethnicity among patients with pancreatic cancer. Cancer Medicine **7**：525-535, 2018.
10) Romagnuolo J, Talluri J, Kennard E, et al.：Clinical profile, etiology and treatment of chronic pancreatitis in North American woman：Analysis of a large multicenter cohort. Pancreas **45**：934-940, 2016.
11) 鄭 忠和, 天野惠子, 上野光一, ほか：循環器領域における性差医療に関するガイドライン．Circulation Journal **74**：1085-1178, 2010.

* * *

特集

胆膵疾患と性差医学

原発性胆汁性胆管炎（PBC）の性差の観点からみた特徴

谷合麻紀子[1]・橋本 悦子[1]

要約：胆汁うっ滞性自己免疫性肝疾患である原発性胆汁性胆管炎（PBC）の病態における性差は，いまだに報告が少なく必ずしも十分に検討されているとはいいがたい。我が国で急増している肥満・生活習慣病の合併に関しては，PBCでは男性で肥満合併が有意に高率であった。PBC患者における心血管イベント発症も男性で高率で，男性であることは心血管イベント発症の独立危険因子であった。PBCにおける肝癌発症に関して，男性では肝癌発症率と肝癌診断時の肝硬変合併率が低率であり，男性であることはPBCにおける肝発癌発症の独立危険因子であった。このように，PBCの病態に性差があることが明らかにされつつあり，PBC患者診療において性差を考慮することは重要と考える。

Key words：原発性胆汁性胆管炎，生活習慣病，予後，肝癌

はじめに

原発性胆汁性胆管炎（primary biliary cholangitis：PBC）は，中年以降の女性に好発する慢性胆汁うっ滞をきたす自己免疫性肝疾患であり，我が国では女性症例が約85％を占めると報告される[1,2]。数少ない男性症例と女性症例を比較検討した研究は十分ではなかったが，従来PBC病態に性差は少ないと報告されてきた。しかし近年，さまざまな疾患の病態の特徴を精査の観点から再検討する報告が数多くみられる。一方，近年，我が国の人口構成は極めて高齢化しており，これを受け高齢PBC患者が増加し，PBCにおいても，高齢者に多い動脈硬化性疾患の合併や肝発癌が問題となっている。また，我が国では肥満・糖尿病が急増し，これらがPBCの病態を修飾する可能性もある。動脈硬化性疾患・生活習慣病・発癌に性差があることは広く知られており，以上の観点からPBCを検討する際には，性差に着目する必要がある。

今回，PBC症例の病態の特徴と性差に関して，自験例における検討を中心に概説する。

I．PBCの疫学における性差

我が国のPBC患者数に関して，現在まで約30年にわたり行われている厚生労働省主導の全国調査の男女別患者数を図1に示す[1]。男性は女性に比し症候性PBCの比率が高く，この原因として，男性におけるPBC罹患に関する患者・医療者サイドにおける知識の普及が十分でなく，診断が遅れがちであることが推測されている。北イタリアとデンマークの一般住民対象コホート疫学調査でも，男性例で診断が遅れる傾向があることが報告されている[3]。

II．PBCの合併症における性差

PBCの合併症と性差に関する大規模な報告はない。当科での検討では，女性例は男性例に比し，肥満合併が低率で，多変量解析でも有意差を認めた（図2，表1）[4]。生活習慣病合併に関しては一般人口の性差を反

Gender Difference in Patients with Primary Biliary Cholangitis
Makiko Taniai et al
1) 東京女子医科大学消化器内科（〒162-8666 新宿区河田町8-1）

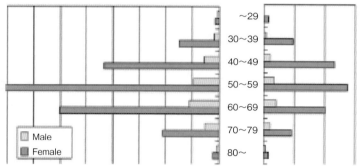

図1 PBCの性別患者数分布（文献1より引用）

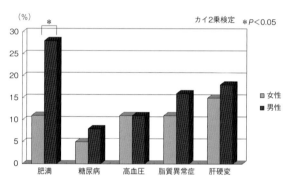

図2 PBCの性別　肥満・生活習慣病・肝硬変合併率

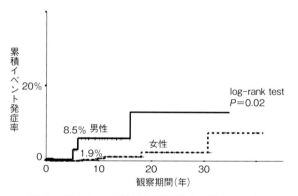

図3 PBCにおける男女別累積心血管イベント5年発症率（Kaplan-Meier法）

表1 PBCの性差—背景・生活習慣病・検査値—二項ロジスティック回帰—多変量—

	P値	Odds比	95%信頼区間
肥満	0.03	1.94	1.12-5.34

（東京女子医科大学消化器内科）

表2 PBCにおける心血管イベント発症危険因子—Cox比例ハザードモデル—

	P値	ハザード比	95%信頼区間
男性	0.02	1.52	1.17-7.55
高血圧	0.02	4.48	1.26-16.95

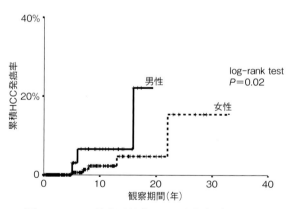

図4 PBCの男女別累積HCC発癌率（Kaplan-Meier法）

映している可能性が高いことが示唆される。

また，当科における検討で，PBC患者における心血管イベント合併は男性で高率であり（図3），多変量解析でも男性であることが心血管イベント独立危険因子として抽出された（表2）[4]。

III．PBCの予後における性差

PBC予後を性差の観点から詳細に検討した報告は少ない。前述のヨーロッパでの検討で，どちらの地域のコホートにおいても，男性は女性に比し年齢調整死

表3 PBCにおけるHCC発癌危険因子
　　　―Cox比例ハザードモデル―

	P値	ハザード比	95%信頼区間
男性	0.02	6.16	1.35-28.15
年齢	0.02	1.02	1.01-1.09
PBC肝線維化進行	0.04	2.29	1.17-4.89

亡率が高いことが報告された[3]。この原因として，疾患に関するコンプライアンスの低さに起因する診断の遅れ，ウルソデオキシコール酸投与に対する不応例が男性で多いこと，性ホルモンなど他の性差に関連する要因の関与などが推測されている[3]。

Ⅳ．PBC病態進行・肝発癌における性差

当科における男女別累積肝細胞癌（hepatocellular carcinoma：HCC）発症率を図4に示す。男性は女性に比較し，高率にHCCを発症し，5年発癌率は男性5.6％に比し女性0.8％で，統計学的有意差を認めた[4]。また，HCC診断時年齢は男女差はなく，診断時肝硬変合併率は男性35％に比し女性83％と女性で有意に高率であった[4]。PBCにおけるHCC発症危険因子を表3に示す。多変量解析で男性であることが独立危険因子として抽出された[4]。同様の傾向が前述の全国調査をまとめた報告として我が国から提唱されている[5]。

おわりに

PBCの病態に性差があることが明らかにされつつあり，心血管イベント合併やHCC発症例の高危険群を効果的に絞り込むことが予後改善につながると予想されることから，PBC患者診療において性差を考慮することは重要と考える。

参考文献

1) 廣原淳子，仲野俊成，關　壽人，ほか：厚生労働省　難治性の肝・胆道疾患に関する調査研究　原発性胆汁性肝硬変全国調査（第30報）―第14回原発性胆汁性肝硬変全国調査結果―．難治性の肝・胆道疾患に関する調査研究平成21年度総括・分担研究報告書，58-62，2010．
2) 厚生労働省　難病情報センターホームページ http://www.nanbyou.or.jp/
3) Lleo A, jepsen P, Morenghi E, et al.：Evolving Trends in Female to Male Incidence and Male Mortality of Primary Biliary Cholangitis. Sci Rep 2016；6：25906. doi：10.1038/srep25906.
4) 松下典子，谷合麻紀子，橋本悦子，ほか：原発性胆汁性肝硬変と生活習慣病合併・肝発癌における性差に関する検討．日本性差医学・医療学会　第5回学術集会抄録集 33：2012．
5) Harada K, Nakanuma Y：Prevalence and risk factors of hepatocellular carcinoma in Japanese patients with primary biliary cirrhosis. Hepatol Res. 44：133-140, 2014.

* * *

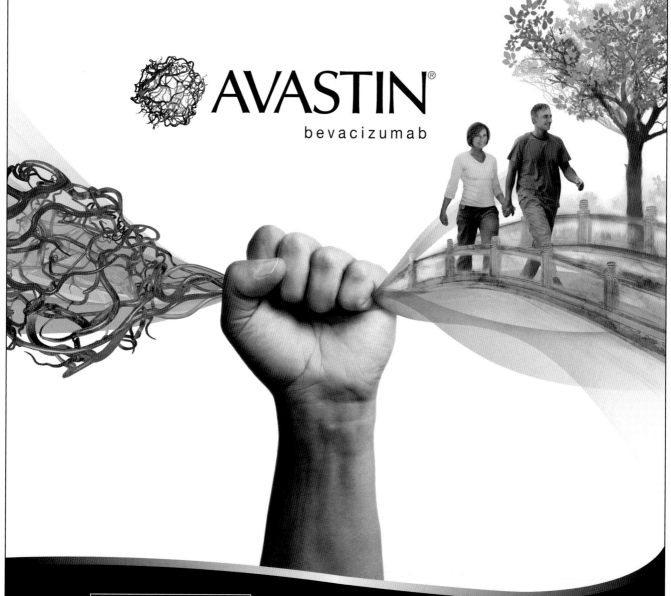

特集
胆膵疾患と性差医学

性差による臨床像の差違
―膵・胆管合流異常と先天性胆道拡張症―

神澤　輝実[1]・来間佐和子[1]・千葉　和朗[1]・田畑　拓久[1]・小泉　理美[1]・菊山　正隆[1]

要約：膵・胆管合流異常は，解剖学的に膵管と胆管が十二指腸壁外で合流する先天性の形成異常で，胆管に拡張を認める先天性胆道拡張症と拡張を認めない胆管非拡張型がある。合流異常では，共通管が長く括約筋作用が膵胆管合流部に及ばないため膵液が胆道内に逆流し，高率に胆道癌を引き起こす。先天性胆道拡張症，胆管非拡張型合流異常とも男女比1：3前後で，女性に多くみられる。胆嚢癌も女性に多くみられるが，女性の合流異常例では合流異常による発癌因子に女性特有の胆嚢癌の発癌要因が加わって，より胆嚢癌の合併頻度が高くなる可能性がある。妊娠を契機に症状が出現して先天性胆道拡張症が診断される例があるが，保存的治療が基本である。妊婦健診の超音波検査で，肝下面にある腹腔内囊胞として先天性胆道拡張症が発見されることがある。症状や肝機能障害がない例では待機手術となるが，急速な胆管拡張の増大や閉塞性黄疸などの症状発現例では早期の手術が必要になる。

Key words：性差，膵・胆管合流異常，先天性胆道拡張症，胆嚢癌

はじめに

長い共通管を有して膵管と胆管が十二指腸壁外で合流する先天性の形成異常である膵・胆管合流異常（合流異常）と，そのうちで胆管に拡張を認める先天性胆道拡張症は，ともに女性に多くみられる。合流異常では膵液の胆道内逆流により高率に胆嚢癌が発症する。一方，通常の胆嚢癌も女性に多く発症し，女性ホルモンの関与が示唆されている。合流異常と先天性胆道拡張症の概説に加えて，性差の視点から，女性の合流異常例における胆嚢癌の発症率，妊娠と先天性胆道拡張症，および先天性胆道拡張症の出生前診断などについて述べた。

I. 膵・胆管合流異常，先天性胆道拡張症の疾患概念と病態

合流異常は，解剖学的に膵管と胆管が十二指腸壁外で合流する先天性の形成異常で，胆管に拡張を認める先天性胆道拡張症（図1a）と拡張を認めない胆管非拡張型（図1b）がある[1,2]。西洋より東洋人に多くみられる。正常の十二指腸主乳頭部には，乳頭部括約筋（Oddi括約筋）が存在し，胆管末端部から膵胆管の合流部を取り囲んで胆汁の流れを調節し，同時に膵液の逆流を防止している。合流異常では，共通管が長く括約筋作用が膵胆管合流部に及ばないため，膵液と胆汁が相互に逆流することにより，胆道ないし膵にさまざまな病態を引き起こす（図2）[3-5]。

通常，膵管内圧は胆道内圧より高いので，合流異常では長い共通管を介して容易に膵液が胆道内に逆流する。逆流した膵液と混和した胆汁は胆道内にうっ滞し，慢性炎症に伴う胆道の粘膜上皮傷害を起こし，修復が繰り返され，粘膜上皮の変化やDNAの突然変異などを介して最終的に癌化する[6]。全国調査[7]では，成

Pancreaticobiliary Maljunction and Congenital Biliary Dilatation
Terumi Kamisawa et al
1) 東京都立駒込病院内科（〒113-8677 文京区本駒込3-18-22）

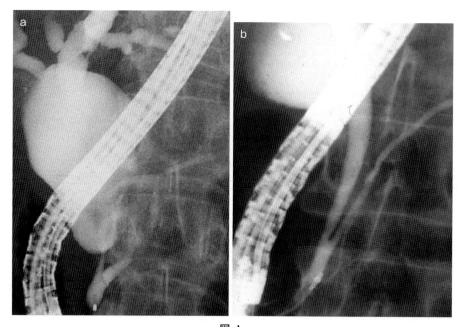

図 1
先天性胆道拡張症（a）と胆管非拡張型膵・胆管合流異常の ERCP 像（b）

人の先天性胆道拡張症の 21.6％，胆管非拡張型合流異常の 42.2％ に胆道癌を合併し，内訳は先天性胆道拡張症で胆嚢癌 13.4％ と胆管癌 7.0％ であり，胆管非拡張型合流異常で胆嚢癌 37.4％ と胆管癌 3.1％ であった。合流異常に合併する胆嚢癌は，通常の胆嚢癌より発癌年齢が約 10 歳若く，胆石を保有する率が低い[3,4]。先天性胆道拡張症では，膵液うっ滞，膵管内蛋白栓の形成や胆汁の膵管内逆流などによりしばしば急性膵炎を生じる。小児期では膵炎で発症する例が多く，膵炎は軽症で，再発性が多い[3,4]。

II. 膵・胆管合流異常，先天性胆道拡張症の診断と治療

合流異常は，ERCP や経皮経肝胆道造影（PTC）などの直接胆道造影検査により Oddi 括約筋作用が膵胆管合流部に及ばないことより確診される。MRCP は，長い共通管や拡張胆管などを明瞭に描出でき，非侵襲的であり，最近は合流異常や先天性胆道拡張症の診断において直接胆道造影検査に代わりつつある[1,2]。先天性胆道拡張症は，総胆管を含む肝外胆管が限局性に拡張し，全例で合流異常を合併し，戸谷分類のIa型，Ic型とIV-A型に相当する。先天性胆道拡張症の診断には，超音波やMRCPなどの胆道に圧がかからない検査によって胆管径を測定し，また胆管径は加齢とともに増大するので，胆管拡張の有無は年齢別の胆管径の上限値を参考にして判定する[8]。

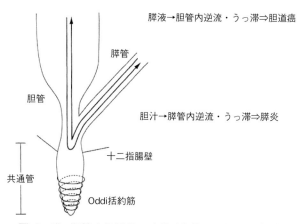

図 2　膵・胆管合流異常の病態（文献 3 より引用改変）

先天性胆道拡張症は，膵炎や黄疸などの症状により小児期に診断される例が多いが，一部は無症状のまま過ごし成人になって腹部超音波検査で総胆管の拡張を指摘されて診断に至る例もある。一方，胆管非拡張型合流異常は，症状が出にくく，成人になって合併した進行胆嚢癌の症状によりみつかる例が多い。

合流異常は胆道発癌の危険性が高く，たとえ無症状であっても，予防的外科治療の対象となる。先天性胆道拡張症では，膵液と胆汁の相互逆流を遮断する分流術として，肝外胆管切除・胆嚢摘出・胆管空腸吻合術が行われる[9]。胆管非拡張型では合併する胆道癌のほとんどが胆嚢癌であることより，予防的に胆嚢摘出術のみが選択されることが比較的多いが，胆管癌の発生を危惧して肝外胆管切除術を付加する施設もあり治療

法のコンセンサスは得られていない[3~5]。

III. 膵・胆管合流異常，先天性胆道拡張症と性差

先天性胆道拡張症，胆管非拡張型合流異常とも女性に多くみられる。日本膵胆管合流異常研究会の全国登録における男女比は，1990年から1999年までの集計[10]では先天性胆道拡張症1,238例において1：3.2，胆管非拡張型388例において1：2.7であり，1990年から2007年までの集計[7]では先天性胆道拡張症1,947例において1：3.0，拡張型582例において1：2.6であった。外国でも，先天性胆道拡張症の男女比は1：4[11]や1：2.7[12]と報告されている。

IV. 膵・胆管合流異常に合併した胆囊癌と性差

胆嚢癌の発生は女性の頻度が男性より2～4倍多い。その理由の一つとして，胆嚢癌組織には免疫組織化学的にエストロゲンレセプターやプロゲステロンレセプターが存在し，胆嚢癌の発症に女性ホルモンの関与が示唆されている[13,14]。一方，合流異常を有する胆嚢の41％で，胆嚢上皮の核および細胞質にエストロゲンレセプターの発現がみられ，とくに胆嚢粘膜過形成で高頻度に認められた。正常胆嚢上皮にはエストロゲンレセプターの発現はみられず，エストロゲンレセプターが合流異常例の胆嚢上皮増殖活性の亢進に作用している可能性が示唆された[15]。また，薬物代謝酵素cytochrome P450 1A1の遺伝子多型において，女性の胆嚢癌患者では対照女性と比較して，MspI多型でC型がA型より，Ile-Val多型でIle-Val型がIle/Ile型より多く認められ，男性患者ではこのような関係がみられなかったことより，MspI多型でC型，Ile-Val多型でIle/Val型をもつ女性は胆嚢癌の遺伝的感受性がより高いことが推察されている[16]。

自験胆管非拡張型合流異常44例（男性9例，女性35例）における胆嚢癌の合併率は，女性では83％（29/35）であり，男性の44％（4/9）より明らかに高率であった。また，通常の胆嚢癌232例（男性60例，女性172例）と比較すると，合流異常に合併した胆嚢癌の診断時の年齢が男性で約15歳，女性で約11歳若く，また女性の合流異常合併例における胆石保有率は10％で通常胆嚢癌例の63％より明らかに低率であった。胆嚢癌を合併しやすい合流異常例において，女性では合流異常による発癌因子に女性特有の胆嚢癌の発癌要因が加わって，より胆嚢癌の合併頻度が高くなる

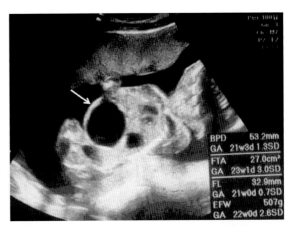

図3 先天性胆道拡張症の出生前診断（文献3より引用）
胎生21週時の超音波検査において肝下面に囊胞（矢印）として描出されている。

可能性がある[17]。

V. 妊娠と先天性胆道拡張症

妊娠を契機に症状が出現して先天性胆道拡張症が診断される例がある[18~20]。その理由としては，妊娠の進行による子宮の増大に伴う胆道系への機械的圧迫や肥満などの物理的影響，妊娠によるエストロゲンやプロゲステロンの増加によって胆汁生産量が増加し，さらにプロゲステロンの作用によってOddi括約筋の緊張が亢進することにより胆汁のうっ滞が生じ胆道内圧が上昇して症状を引き起こすことなどが考えられる[18]。胆管炎や急性膵炎合併例では，抗生剤や蛋白分解酵素阻害剤の投与，必要に応じて超音波ガイド下の胆道ドレナージによる減圧などの保存的治療が基本となる。しかし，胆道内圧上昇に伴う囊胞破裂を生じる例もある。手術が必要な場合も，妊娠第二期（4～6ヵ月）以降が望ましい。妊娠第三期では帝王切開と先天性胆道拡張症の根治手術を行うこともある[19~21]。

VI. 先天性胆道拡張症の出生前診断

妊婦健診の超音波検査で，肝下面にある腹腔内囊胞として先天性胆道拡張症が発見されることがある（図3）。このような例では，I cyst型胆道閉鎖症，十二指腸閉鎖，腸管重複囊胞，卵巣囊胞，肝囊胞などとの鑑別が必要である。放射線を用いないMRIが診断に有用である。多くの例で，肝内胆管の拡張は伴っていないが，胆管末端部に狭窄がある例が多い[3,4]。

出生後は，超音波検査によるフォローが基本となるが，一般に生後哺乳の開始に伴い胆汁分泌が活発にな

り，胆管拡張は増大傾向を示す．臨床症状や肝機能障害がない例では待機手術となるが，急速な胆管拡張の増大，灰白色便，閉塞性黄疸や嘔吐などの臨床症状発現例では早期の手術が必要になる[22]．

おわりに

合流異常は女性に多く，女性の合流異常例では，より胆嚢癌を合併しやすい可能性がある．妊娠中に先天性胆道拡張症が発見されることがあり，慎重な対応が必要となる．

参考文献

1) 日本膵管胆道合流異常研究会，日本膵・胆管合流異常研究会診断基準検討委員会：膵・胆管合流異常の診断基準2013. 胆道 27：1-3, 2013.
2) Kamisawa T, Ando H, Hamada Y, et al.：Diagnostic criteria for pancreaticobiliary maljunction 2013. J Hepatobiliary Pancreat Sci 21：159-161, 2014.
3) 日本膵・胆管合流異常研究会，日本胆道学会編：膵・胆管合流異常診療ガイドライン．医学図書出版，2012.
4) Kamisawa T, Ando H, Suyama M, et al.：Japanese clinical practice guidelines for pancreaticobiliary maljunction. J Gastroenterol 47：731-759, 2012.
5) Kamisawa T, Kaneko K, Itoi T, et al.：Pancreaticobiliary maljunction and congenital biliary dilatation. Lancet Gastroenterol Hepatol 2：610-618, 2017.
6) Kamisawa T, Kuruma S, Chiba K, et al.：Biliary carcinogenesis in pancreaticobiliary maljunction. J Gastroenterol 52：158-163, 2017.
7) Morine Y, Shimada M, Takamatsu H, et al.：Clinical features of pancreaticobiliary maljunction：update analysis of 2nd Japan-nationwide survey. J Hepatobiliary Pancreat Sci 20：472-480, 2013.
8) Hamada Y, Ando H, Kamisawa T, et al.：Diagnostic criteria for congenital biliary dilatation 2015. J Hepatobiliary Pancreat Sci 23：342-346, 2016.
9) Ishibashi H, Shimada M, Kamisawa T, et al.：Japanese clinical practice guidelines for congenital biliary dilatation. J Hepatobiliary Pancreat Sci 24：1-16, 2017.
10) Tashiro S, Imaizumi T, Ohkawa H, et al.：Pancreaticobiliary maljunction：retrospective and nationwide survey in Japan. J Hepatobiliary Pancreat Surg 10：345-351, 2003.
11) Wiseman K, Buczkowski AK, Chung SW, et al.：Epidemiology, presentation, diagnosis, and outcomes of choledochal cysts in adults in an urban environment. Am J Surg 189：527-531, 2005.
12) Huang CS, Huang CC, Chen DF：Choledochal cysts：differences between pediatric and adult patients. J Gastrointest Surg 14：1105-1110, 2010.
13) Yamamoto M, Nakajo S, Tahara E：Immunohistochemical analysis of estrogen receptors in human gallbladder. Acta Pathol Jpn 40：14-21, 1990.
14) Baskaran V, Vij U, Sahni P, et al.：Do the progesterone receptors have a role to play in gallbladder cancer? Int J Gastrointest Cancer 35：61-68, 2005.
15) Fumino S, Iwai N, Deguchi E, et al.：Estrogen receptor expression in anomalous arrangement of the pancreaticobiliary duct. J Pediatr Surg 40：1716-1720, 2005.
16) Tsuchiya Y, Sato T, Kiyohara C, et al.：Genetic polymorphisms of cytochrome P450 1A1 and risk of gallbladder cancer. J Exp Clin Cancer Res 21：119-124, 2002.
17) Kamisawa T, Munakata W, Tu y, et al.：Sex-based differences in gallbladder cancer associated with pancreaticobiliary maljunction. Hepatogastroenterology 55：21-23, 2008.
18) 酒井真志，宮崎 亮，眞栄城兼清，ほか：妊娠を契機に症状が出現した膵管胆道合流異常の3例．日本膵管胆道合流異常研究会第23回プロシーディングス：90-91, 2000.
19) Wu AQ, Zheng LX, Wang QS, et al.：Choledochal cysts in pregnancy：Case management and literature review. World J Gastroenterol 10：3065-3069, 2004.
20) Koh KS, Bickle I, Mathew VV, et al.：Choledochal cyst in pregnancy. Malays Fam Physician 11：27-29, 2016.
21) Singham J, Yoshida WM, Scudamore CH：Choledochal cysts Part 3 of 3：Management. Can J Surg 53：51-56, 2010.
22) 漆原直人：出生前診断．膵・胆管合流異常の新たな展開―概念，疫学，診断，治療の総点検―．青木達哉，土田明彦編集，69-72，医学図書出版，2011.

* * *

特集

胆膵疾患と性差医学

性差による臨床像の差異
―胆管内乳頭状腫瘍―

窪田　敬一[1]・松本　尊嗣[1]・青木　琢[1]・中沼　安二[2]・乾　和郎[3]・海野　倫明[4]

要約：日本胆道学会による全国調査で収集された胆管内乳頭状腫瘍を Type 1（組織学的に膵管内乳頭粘液性腫瘍に類似），Type 2（さまざまな太さの血管芯，不規則な分岐を示し，肝外胆管に発生し，浸潤像を呈する例が多い）に分類すると，アルコール摂取，喫煙歴，総ビリルビン値，ヘモグロビン値，中性脂肪値が有意に男で高く，LDH，総コレステロール値は女で有意に高かった。しかし，腫瘍の粘液産生の頻度，腫瘍マーカー，腫瘍の存在部位，病理学的背景因子に性差はなかった。Type 1 では，アルコール摂取歴，喫煙歴，ヘモグロビン値，CEA 値が男で有意に高かったが，LDH，総コレステロール値は女で有意に高かった。一方，Type 2 では，アルコール摂取率，喫煙率，糖尿病罹患率，総ビリルビン値，ヘモグロビン値，中性脂肪値が男で有意に高く，部位でも男で有意に遠位に認められた。これら性差の意義は今後の検討が必要である。

Key words：胆管内乳頭状腫瘍，性差，前浸潤性病変，前癌病変，乳頭型胆管癌

Difference of Clinical Characteristics of IPNB Between Men and Women
Keiichi Kubota et al
1) 獨協医科大学第二外科（〒 321-0293 下都賀郡壬生町北小林 880）
2) 福井県済生会病院病理診断科
3) 藤田保健衛生大学坂文種報德會病院消化器内科
4) 東北大学大学院・外科病態講座・消化器外科学分野

はじめに

近年，進行胆管癌の前浸潤性病変，早期病変が議論されるようになったことは，癌の進展形式を理解するうえで重要なことである。とくに，Chen, Nakanuma ら[1]により肝内結石症例で，粘液を産生する腫瘍が好発し，膵管内乳頭粘液性腫瘍に病理学的に類似した病変であることが報告されたことで，前浸潤性病変，早期病変が注目されるようになった。2010 年 WHO 消化器腫瘍分類では，前癌病変として，胆管内上皮内腫瘍（biliary intraepithelial neoplasia：BilIN），胆管内乳頭状腫瘍（intraductal papillary neoplasm of the bile duct：IPNB），粘液性囊胞性腫瘍（mucinous cystic neoplasm：MCN）の三つの分類が提示された[2]。なかでも，粘液を産生し，胆管拡張を伴う病変が典型的 IPNB と考えられるが，肝癌取扱い規約で囊胞腺腫，囊胞腺癌と分類される病変も IPNB の亜型と考えられるようになった[3]。

2010 年に日本胆道学会主催で粘液産生胆道腫瘍に関する全国調査を施行したが[4]，いまだ IPNB の診断基準は各施設で異なり，一定の診断基準に基づき議論ができないのが現状である。IPNB はアジアに多いことをかんがみ，日本胆道学会と韓国肝胆膵外科学会が協力し，IPNB 症例を収集するとともに，IPNB の診断基準を検討し，一定のコンセンサスを得るに至った[5]。

さて，本特集のテーマは性差による臨床像の差異である。癌死亡者数は男に多く，喫煙，飲酒量など生活習慣，食習慣の消化器癌の発生への関与は大きいであろう[6]。本稿では，新たに提案された診断基準に基づき，日本での IPNB 症例を解析し，臨床像の性差について検討した。

表 1 WHO classification of tumours of the liver and intrahepatic bile ducts (2010) Epithelial tumours : biliary

Premalignant lesions
　Biliary intraepithelial neoplasia, grade 3 (BilIN-3)
　Intraductal papillary neoplasm with low- or intermediate-grade intraepithelial neoplasia
　Intraductal papillary neoplasm with high-grade intraepithelial neoplasia
　Mucinous cystic neoplasm with low- or intermediate-grade intraepithelial neoplasia
　Mucinous cystic neoplasm with high-grade intraepithelial neoplasia

Malignant
　Intrahepatic cholangiocarcinoma
　Intraductal papillary neoplasm with an associated invasive carcinoma
　Mucinous cystic neoplasm with an associated invasive carcinoma

表 2 Pathological features of two types of biliary papillary neoplasms (文献5より引用)

	Type 1 IPNB (classical IPNB)	Type 2 IPNB (so-called papillary carcinoma or cholangiocarcinoma)
Location	Commonly intrahepatic bile ducts	Typically extrahepatic bile ducts including hilar ducts
Gross mucin	Common (approximately 80%)	Rare (approximately 10%)
Histological architecture	Well organized papillary growth with thin fibrovascular stalks. Relatively uniform growth in a tumor. Gastric or oncocytic types may show a tubular or slightly complex architecture	Complex papillary growth with thick papillae or irregular branching with fine fibrovascular cores. Different growth pattern in the same tumor. Tubular or solid components and necrosis are often observed
Histological types	Gastric, or oncocytic types. Pancreatobiliary, intestinal are also seen. More than one histological type may co-exist	Typically the pancreatobiliary or intestinal type. More than one histological type may co-exist
Low/intermediate-dysplasia component	Frequent (approximately 20%)	Occasional
Associated invasive cancer	Approximately 50%	>90%

I. IPNBの分類と新診断基準

1. WHO分類

2010年WHO消化器腫瘍分類によると, IPNBは胆管内に有茎性のpapillary-villous growthを呈し, 組織学的または肉眼的に粘液の産生があり, 種々の程度の紡錘状または囊胞状胆管拡張を呈し, 多胞性囊胞性変化を呈することもある前浸潤性腫瘍と定義され, 線維性血管芯を有することが特徴である[2]。表1に示すように, IPNBはlow- or intermediate-grade intraepithelial neoplasia, high-grade intraepithelial neoplasia, IPN with an associated invasive carcinomaに分類されている(表1)。しかし, IPN with an associated invasive carcinomaとcholangiocarcinomaとの鑑別が難しい点が指摘されてきた。

2. 新診断基準

表2に示すような臨床病理学的診断基準に基づき, 症例をType 1とType 2に分類した[5]。概略すると, Type 1 IPNBは, 組織学的に膵管内乳頭粘液性腫瘍に類似しており, 典型例は肝内胆管に発生し, ムチンを産生する。一方, Type 2 IPNBは, さまざまな太さの血管芯を伴い, 不規則な分岐を示す。肝外胆管に発生する例が多く, 浸潤像を呈する例が多く, いわゆる, 乳頭型胆管癌に相当する。Type 1とType 2はオーバーラップする例もあり, 現時点で明確に分類することは難しい。しかし, 二つに分類して検討することは, 今後IPNBを検討するうえで意味があることであろう。

II. 全症例での性差

1. 臨床的背景因子

Type 1 185例, Type 2 121例のうち, 性差の記載のあった男191例, 女108例を対象とした(表3)。生活習慣として, アルコール摂取, 喫煙歴が有意に男に高かった。しかし, 肝炎罹患率, 腫瘍の粘液産生が認められる頻度に性差はなかった。血液生化学的データでは, 総ビリルビン値, ヘモグロビン値, 中性脂肪値が

表 3　臨床的背景因子

Variables	Male (n = 191)	Female (n = 108)	P
Age (year)	69 (34〜87)	71 (16〜91)	0.492
History of alcohol intake (%)	108 (56.5)	13 (12.0)	<0.001
History of smoking (%)	89 (46.6)	8 (7.4)	<0.001
Body weight (kg)	62.0 (34.8〜101.0)	48.2 (27.1〜90.0)	<0.001
Symptoms (present, %)	101 (52.9)	60 (55.6)	0.703
Mucobilia (%)	57 (29.8)	30 (27.8)	0.211
Hepatitis virus infection (nonB, C/HBV/HCV/HBV + HCV)	165/8/10/0	97/3/5/1	0.492
AST	31 (9〜647)	29 (9〜502)	0.247
ALT	38.5 (6〜580)	31 (8〜522)	0.180
ALP	363 (64〜3,615)	418 (18.8〜3,931)	0.170
LDH	181 (112〜1,237)	202.5 (1〜465)	0.003
γ-GTP	137 (14〜2,619)	167 (5〜1,787.9)	0.584
Total bilirubin	1.0 (0.2〜18.5)	0.8 (0.2〜12.5)	0.006
Direct bilirubin	0.2 (0〜13.7)	0.2 (0〜9.2)	0.123
WBC	5,750 (1,900〜23,100)	5,500 (2,300〜24,500)	0.140
Hemoglobin	13.5 (6.8〜18.1)	12.3 (7.1〜15.1)	<0.001
T-cholesterol	186.5 (79〜711)	210.5 (102〜347)	0.001
Triglyceride	115 (35〜322)	99.5 (27〜499)	0.045
CRP	0.22 (0〜15.3)	0.2 (0〜12.6)	0.374
CEA	2.4 (0.5〜33.7)	2.0 (0.2〜370)	0.014
CA19-9	25 (0〜6,024)	23 (2〜29,859)	0.948
Location of the protruding lesion, n (%)			0.079
Right lobe	20 (10.5)	16 (14.8)	
Left lobe	52 (27.2)	28 (25.9)	
Perihilar	31 (16.2)	27 (25.0)	
Distal bile duct	64 (33.5)	23 (21.3)	
Unknown	18 (9.4)	7 (6.5)	

Data were expressed as the number or the median (range).
Mann-Whitney U test and chi-squared test.

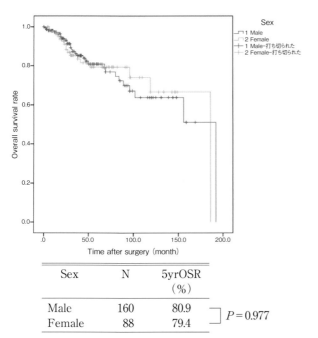

Sex	N	5yrOSR (%)	
Male	160	80.9	P = 0.977
Female	88	79.4	

図 1　全症例での男女別生存率

有意に男で高値であり，LDH，総コレステロール値は女で有意に高値であった。腫瘍マーカー，腫瘍の存在部位に関しては，性差は認められなかった。粘液産生の頻度，病理学的異型度（次に述べる）などに性差がなく，血液生化学的データの有意差が何に起因するのか現時点では不明確である。また，5年生存率に性差はなかった（図1）。

2．病理学的背景因子

嚢胞性病変または拡張胆管の径，隔壁形成の頻度に男女間に有意差はなかった（表4）。また，併存疾患として，肝内結石，総胆管結石，胆囊結石の合併率にも性差は認められなかった。Type 1, Type 2の頻度，病理学的異型度にも性差は認められなかった。また，肝動脈浸潤，門脈浸潤，リンパ節転移の頻度，phenotypeにも性差はなく，病理学的背景因子には性差はないと考えられた。

III．Type 1, Type 2のなかでの性差

Type 1では，アルコール摂取歴，喫煙歴，ヘモグロ

表 4 病理学的背景因子

Variables	Male (n=191)	Female (n=108)	P
Maximum size of cystic lesion or dilated bile duct (mm)	17 (2〜205)	22 (2〜190)	0.075
Maximum size of protruding lesion (mm)	17 (2〜78)	17 (3〜66)	0.901
Hepatolithiasis (%)	5 (2.6)	6 (5.6)	0.528
Choledocholithiasis (%)	10 (5.2)	5 (4.6)	0.776
Cholelithiasis (%)	18 (9.4)	17 (15.7)	0.252
Septum (%)	19 (9.9)	13 (12.0)	0.355
Pathological grade, n (%)			0.775
low or intermediate dysplasia	9 (4.7)	6 (5.6)	
high grade dysplasia	38 (19.9)	23 (21.3)	
IPNB with an associated invasive component	76 (39.8)	39 (36.1)	
Papillary adenocarcinoma	66 (34.6)	37 (34.3)	
Unknown	2 (1.0)	2 (1.9)	
Hepatic artery invasion, n (%)	2 (1.0)	1 (0.9)	0.858
Hepatic vein invasion, n (%)	5 (2.6)	1 (0.9)	0.773
Portal vein invasion, n (%)	4 (2.1)	3 (2.8)	0.714
Lymph node metastasis, n (%)	22 (11.5)	10 (9.3)	0.819
Phenotype, n (%)			0.226
Pancreatobiliary	43 (22.5)	37 (34.3)	
Intestinal	33 (17.3)	16 (14.8)	
Gastric	16 (8.4)	9 (8.3)	
Oncocytic	11 (5.8)	2 (1.9)	
Unknown	73 (38.2)	38 (35.2)	

Data were expressed as the number or the median (range).
Mann-Whitney U test and chi-squared test.

表 5 Type 1 で性差が認められた臨床的背景因子

Variables	Male (n=112)	Female (n=69)	P
History of alcohol intake (%)	61 (54.5)	8 (11.6)	<0.001
History of smoking (%)	56 (50.0)	7 (10.1)	<0.001
Height (cm)	164 (146.5〜183.0)	151 (136〜165)	<0.001
Body weight (kg)	62.4 (41.2〜90.0)	48.0 (27.1〜77.0)	<0.001
LDH	178 (118〜795)	201.5 (1〜461)	0.003
Hemoglobin	13.7 (10.0〜17.9)	12.5 (9.4〜15.1)	<0.001
Platelet count	21.6 (9.0〜66.1)	22.6 (10.2〜61.7)	0.845
T-cholesterol	186.5 (79〜342)	209 (102〜304)	0.006
CEA	2.4 (5〜14.6)	1.9 (0.2〜370)	0.023

Data were expressed as the number or the median (range).
Mann-Whitney U test and chi-squared test.

ビン値，CEA 値が男で有意に高かったが，LDH，総コレステロール値は女で有意に高かった（表5）。一方，Type 2では，アルコール摂取率，喫煙率，糖尿病罹患率，総ビリルビン値，ヘモグロビン値，中性脂肪値が男で有意に高く，部位では男で有意に遠位に認められた。一方，血小板値は女で有意に高かった（表6）。Type 1，Type 2で，生存率に性差はなかった（図2, 3）。

病理学的因子は，Type 1，Type 2とも，性差は認められなかった。

IV．粘液産生が著明な IPNB 例での性差

臨床学的背景因子は，アルコール摂取率，喫煙率が男で有意に高かった。また，有症状例は有意に女性に多かった。血液生化学データをみると，ヘモグロビン値，CEA 値は男で有意に高く，LDH は女性で有意に高かった（表7）。一方，病理学的背景因子は，女性で囊胞ないし拡張胆管径のサイズが有意に大きかったが，それ以外は有意差を認めなかった。また，生存率に性差はなかった（図4）。

表 6 Type 2 で性差が認められた臨床的背景因子

Variables	Male (n=79)	Female (n=39)	P
History of alcohol intake (%)	47 (59.5)	5 (12.8)	<0.001
History of smoking (%)	33 (41.8)	1 (2.8)	<0.001
Height (cm)	165 (154〜184)	147.75 (132.5〜173)	<0.001
Body weight (kg)	61 (34.8〜101.0)	50.9 (31.5〜90.0)	<0.001
Diabetes mellitus (%)	25 (31.6)	4 (10.3)	0.008
Total bilirubin	1.3 (0.3〜18.5)	1.0 (0.4〜12.5)	0.045
Hemoglobin	13.5 (6.8〜18.1)	11.8 (7.1〜14.1)	<0.001
Platelet count	19.9 (7.0〜58.1)	23.9 (8.5〜52.2)	0.015
Triglyceride	134 (35〜322)	98 (27〜206)	0.007
Location of the protruding lesion, n (%)			0.025
Right lobe	5 (6.3)	1 (2.6)	
Left lobe	15 (19.0)	6 (15.4)	
Perihilar	6 (7.6)	11 (28.2)	
Distal bile duct	45 (57.0)	14 (35.9)	
Unknown	7 (8.9)	5 (12.8)	

Data were expressed as the number or the median (range).
Mann-Whitney U test and chi-squared test.

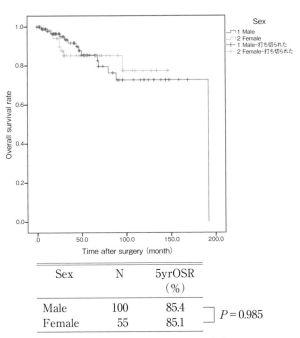

図 2 Type 1 での男女別生存率

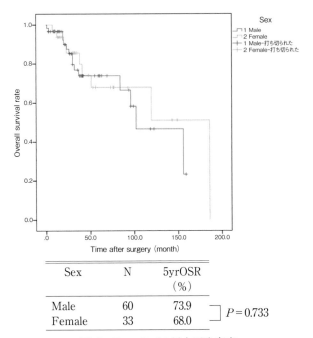

図 3 Type 2 での男女別生存率

おわりに

日本胆道学会が行った全国調査を男女別に検討し，IPNB における性差を検討した．確かに血液生化学的データに性差を認めたが，病理学的因子では大きな性差を認めなかった．男女での生活習慣，食習慣の差による面が強いと考えられたが，この性差が何に起因するのか今後の検討が必要である．

参考文献

1) Chen TC, Nakanuma Y, Zen Y, et al.：Intraductal papillary neoplasms of the liver associated with hepatolithiasis. Hepatology 34：651-658, 2001.
2) Nakanuma Y, Curado M-P, Franceschi S, et al.：Intrahepatic cholangiocarcinoma. WHO Classification of Tumours of the Digestive System (4th), (Bosman FT, Carneiro F, Hruban RH, Theise ND), 217-224, IARC, Lyon, 2010.
3) Zen Y, Fujii T, Itatsu K, et al.：Biliary cystic tumors with bile duct communication：a cystic variant of

表 7 粘液産生が著明な症例で性差が認められた臨床背景因子

Variables	Male (n=57)	Female (n=30)	P
Age (year)	65 (34〜86)	71.5 (30〜85)	0.190
History of alcohol intake (%)	31 (54.4)	3 (10.0)	<0.001
History of smoking (%)	29 (50.9)	2 (6.7)	<0.001
Height (cm)	164.3 (150〜184)	150 (132.5〜164.7)	<0.001
Body weight (kg)	62.4 (37.2〜101)	44.2 (27.1〜90)	<0.001
Symptoms (present, %)	28 (49.1)	23 (76.7)	0.013
LDH	179 (121〜399)	204 (1〜461)	0.026
γ-GTP	144 (20〜1,946)	183 (5〜1,787.9)	0.927
Total bilirubin	0.8 (0.3〜10.2)	0.95 (0.2〜11.06)	0.897
Direct bilirubin	0.2 (0〜6.8)	0.2 (0〜7.5)	0.956
Hemoglobin	13.8 (9.3〜16.6)	11.5 (9.4〜15.1)	<0.001
CEA	2.6 (0.5〜14.6)	1.9 (0.7〜22.2)	0.020
CA19-9	18.3 (0〜6,024)	23.9 (0.2〜29,859)	0.272

Data were expressed as the number or the median (range).
Mann-Whitney U test and chi-squared test.

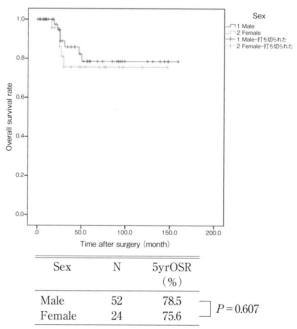

Sex	N	5yrOSR (%)	
Male	52	78.5	$P=0.607$
Female	24	75.6	

図 4 粘液産生著明例での男女別生存率

intraductal papillary neoplasm of the bile duct. Mod Pathol 19：1243-1254, 2006.
4) Kubota K, Nakanuma Y, Kondo F, et al.：Clinicopathological features and prognosis of mucin-producing bile duct tumor and mucinous cystic tumor of the liver：a multi-institutional study by the Japan Biliary Association. J Hepatobiliary Pancreat Sci 21：176-185, 2014.
5) Nakanuma Y, Jang KT, Fukushima N, et al.：A statement by the Japan-Korea expert pathologists for future clinicopathological and molecular analysis toward consensus building of intraductal papillary neoplasm of the bile duct through several opinions at the present stage. J Hepatobiliary Pancreat Sci 25：181-187, 2018.
6) 最新がん統計：国立がん研究センターがん登録・統計. ganjoho.jp/reg_stat/statistics/stat/summary.html

＊　＊　＊

特集 胆膵疾患と性差医学

性差による臨床像の差違
—胆石症—

正田　純一[1)]

要約：胆道疾患における頻度，成因，病態には性差が認められる。胆石症は女性に多く，女性の胆石保有率は各年齢層において男性よりも高率であること，胆石の出現は妊娠や妊娠回数に影響されること，ホルモン補充療法，経口避妊薬の使用が胆石形成のリスクを増大させる。この背景として，女性ホルモンであるエストロゲンやプロゲステロンが胆石の形成過程を促進すると考えられている。女性ホルモンは胆石形成に関連するリスクファクターである。本総説では，胆石症に関する性差について，疫学，女性ホルモンと病態，胆嚢癌の観点より概説する。

Key words：胆石症，性差，女性ホルモン，病態生理

はじめに

　胆石症は胆嚢や胆管の胆道系に結石が形成される疾患の総称で，日常臨床の現場において遭遇する頻度の多い消化器疾患である。胆石はその存在部位と構成成分により，背景病態や生成の機序が異なる。食生活習慣などのライフスタイルの変化や環境衛生の改善が胆石症の変遷に影響を与えてきた。一方，胆石症の臨床像には性差が認められることが従来から報告されてきた。今後の日常臨床では，性差の重要性を認識した医療を展開していく必要がある。

I．胆石症の疫学

　本邦における胆石全体の保有者は，厚生労働省「国民基礎調査」に基づく推計総患者数より，平成2年度までは増加している[1)]。その後も肥満人口の増加やアルコール消費量の増加など胆石形成のリスクファクターと考えられている因子の動向から胆石保有率は増加していると推測されるが，最近15年間は全国的な疫

図1　年齢からみた胆嚢結石保有率（文献7より引用改変）

学調査が行われておらず詳細は不明である。2013年に日本胆道学会胆石調査プロジェクトが行った調査では，2013年8月の1ヵ月間の調査期間中に集積された胆石症は回答施設56施設612症例であり[2)]，1996年の調査プロジェクトで報告された890施設3,713例[3)]および1997年の649施設3,156例[4)]に比較すると，施設あたりの症例数は増加していた。また，欧米と同様に本邦においては，これまでに女性における胆石の保有率は各年齢とも男性より高いことが報告されてきたが[5~7)]（図1），2013年の調査において男女比は胆嚢結石で逆転し，男性に多くなっていることが判明している（表1）。

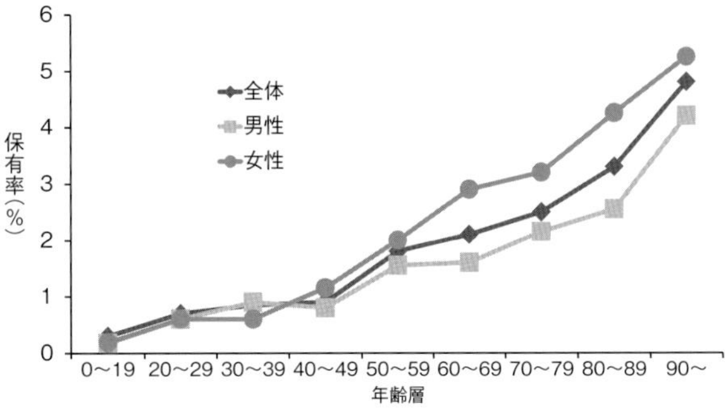

Gender and Gallstone Disease
Junichi Shoda
1) 筑波大学医学医療系消化器内科（〒305-8575 つくば市天王台1-1-1）

表 1 1996年度，1997年度，2013年度の全国胆石調査による男女比の比較（文献 2〜4 より引用改変）

	男女比		
	1996年度	1997年度	2013年度
胆囊結石症	1：1.49　（n＝2,881）	1：1.27　（n＝2,454）	1：0.90　（n＝439）
総胆管結石症（胆囊結石合併）	1：0.92　（n＝492）	1：1.13　（n＝442）	1：0.77　（n＝86）
総胆管結石症（胆囊結石非合併）	1：0.71　（n＝230）	1：0.89　（n＝220）	1：0.94　（n＝65）

胆汁中コレステロール排泄↑
　肥満　　　　　　　　肝 Ch 合成↑　　　*Fatty*
　高 TG 血症　　　　　肝 Ch 合成↑
　女性，妊娠，　　　　肝 Ch 負荷↑　　　*Female Fertile*
　estrogen 剤
　高 Ch 食　　　　　　肝 Ch 負荷
　　　　　　　　　　　（外因性）↑
　急激な体重減少　　　肝 Ch 負荷
　　　　　　　　　　　（内因性）↑
　加齢　　　　　　　　肝 Ch 異化↓　　　*Forty*
　妊娠，避妊薬，　　　肝 Ch エステ　　　*Fertile*
　fibrate 系薬　　　　　ル化↓
　胆囊，腸管運動機能障　腸内細菌二次
　害　　　　　　　　　胆汁酸生成↑
その他
　人種（アメリカインディアン＞白人＞　*Fair*
　東洋人）

図 2　5F とコレステロール過飽和胆汁生成の病態（文献 9 より引用改変）

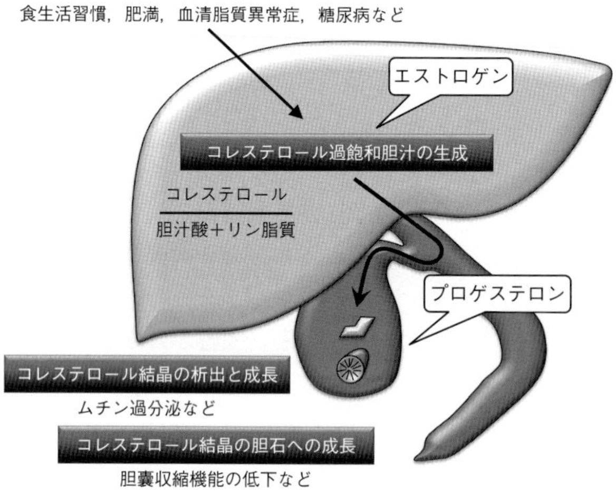

図 3　コレステロール胆石の形成過程における女性ホルモンの影響（文献 9 より引用改変）

II．女性と胆石症

　多数の論文において胆石症のリスクファクターが同定されてきたが，それらのなかで，年齢，肥満，家族歴の三者は重要なリスクファクターとしてあげられている。胆石を発症するリスクは 50〜60 歳代の年齢層で高い。胆石症患者は非胆石症患者と比較して肥満傾向にある。胆石の保有率は白色人種である欧米人が有色人種であるアジア人に比して高率である。このように Female（女性），Fair（白人），Fatty（肥満），Forty（40 歳代），Fertile（多産）の 5F は，従来から教科書的にいわれてきた胆石症のリスクファクターである。この 5F はコレステロール胆石症におけるコレステロール過飽和胆汁生成の病態に密接に関連している（図 2）。

　欧米における多くの調査において，女性の胆石保有率は各年齢層において男性の 2〜3 倍であること，胆石および胆泥の出現は妊娠や妊娠回数に影響される可能性があること，妊娠，ホルモン補充療法，経口避妊薬の使用が胆石形成のリスクを増大させることより（図 2），女性ホルモンは胆石形成に関連するリスクファクターである。

　さらに，Jensen ら[8]は 30〜60 歳代の人間を年齢別および性別で無作為に抽出・層別化して，5 年間の超音波検査による胆石の発症率を比較している。結果によると，男性では 30 歳代で 0.3％，60 歳代で 3.3％に上昇し，女性では 30 歳代で 1.4％，60 歳代で 3.7％の結果であった。加齢により胆石の発症率は増加するものの，次第に発症率の男女差が縮小していく結果であった。この背景には，出産年齢における女性ホルモンの影響が反映されているものと推測される。

　コレステロール胆石の生成は多段階的，多因子的であり，その形成機序は大別して，①肝脂質代謝の異常によるコレステロール過飽和胆汁の生成，②胆汁中コレステロール存在様式の不安定化に伴うコレステロール結晶の析出および成長，③胆嚢収縮機能異常に伴う結晶の胆石への成長の 3 条件が関与する[9]（図 3）。胆汁脂質は，前述したように，主に胆汁酸，コレステロール，リン脂質から構成される。水に不溶のコレステロールは，胆汁酸，およびリン脂質により形成される混合ミセルの様式で胆汁中に溶存している。コレステロール過飽和胆汁は，コレステロールが胆汁酸とリン脂質に対して相対的に過剰な状態となり，コレステロール，胆汁酸，およびリン脂質の相対的濃度比から

算出される溶存可能なコレステロール量の上限を上回る場合に生成される。

女性における胆石症の発症リスクは，思春期のはじまりとともに高率となり，閉経後は減少するとされている。この背景として，女性ホルモンはこれら胆石の各生成過程を促進することで胆石形成のリスクを増大させると考えられる[10～12]。すなわち，女性ホルモンのエストロゲンは肝のLDL受容体を増加させ，肝のコレステロール負荷を増大させる[13]。この結果，胆汁中へのコレステロール分泌は増大し，さらに，胆汁酸プール量の減少も加わり，コレステロール過飽和胆汁の生成を誘導すると考えられている[11,12]。実際に，胆汁中コレステロール濃度は，排卵後8～9日目では月経直後や排卵期に比べて増加傾向を示す[14]。女性ホルモンのプロゲステロンも胆石発症のリスクを増大する。すなわち，胆石を有する女性の胆嚢上皮ではプロゲステロン受容体の濃度が高濃度である。プロゲステロンは胆嚢平滑筋の収縮を妨げること（胆嚢収縮不全の状態）より胆嚢容積を増大させる。この胆嚢収縮不全による胆嚢容積の増大の結果，コレステロール結晶の析出と成長が促進され，胆石の形成に至る[15]。

女性ホルモンによる胆石形成のリスクは妊娠において増大する。妊娠中はエストロゲンおよびプロゲステロンの豊富な環境であることより，前述の機序によりコレステロール過飽和胆汁の生成と胆嚢収縮機能の低下により，胆石形成のリスクは増大すると考えられている。妊娠回数は胆石症のリスク因子である[10,16～18]。Framingham Study[19]においては，胆石症あるいは疝痛発作を発症した女性患者は，無症状であった女性患者と比較して，有意に妊娠回数が多いことが報告されている。未産婦に対して1回の妊娠は1.6倍に，5回以上の妊娠は3.4倍に相対リスクが増大すると報告されている[20]。

経口避妊薬の投与も外因性エストロゲンによる胆石形成のリスクを増大させることが知られている。経口避妊薬の使用は胆石症のリスクと相関し，胆石生成のリスク増大の背景には血中エストロゲンやプロゲステロンの濃度が関与すると考えられている[21]。経口避妊薬の影響は年齢に依存しており，若年女性が6～12ヵ月の期間において服用したときにもっとも胆石形成のリスクが増大することが報告されている[22]。

閉経後の女性に対する女性ホルモンの補充療法は，胆石症や胆嚢炎のリスクを増大することが報告されている[10,23～25]。女性ホルモンの投与期間が長期間であるほど，投与量が多いほど胆嚢摘出のリスクが高いことも報告されている[26]。一方，前立腺癌の男性患者にエストロゲンを投与したところ，その18%に新規に胆嚢に胆石形成を認めたが，非投与の患者には胆石形成を認めなかったことが報告されている[27]。エストロゲンは男女に関係なく，胆石形成のリスクを増大させると推測される。

Ⅲ．女性と胆石，胆嚢癌

胆嚢癌の有病率も女性優位であることが知られている。一般に男性の2～4倍の有病率とされている[11]。胆石を随伴する胆嚢癌は高頻度に認められ，このことより胆嚢癌と胆嚢結石との因果関係が以前より指摘されている[28]。

Randiら[29]は胆嚢癌の危険因子に関するメタ解析の結果を報告し，主要な危険因子として胆石をあげている。胆嚢癌の発生に至る経路は広範囲にわたるが，主たる経路は胆石形成とその結果生じる胆嚢炎であるとしており，さらに本発癌経路は男性よりは女性において作用すると考えられている。

本邦における胆嚢癌の疫学調査では，国立がんセンターが施行した日本人の大規模住民集団の前向き追跡研究である「多目的コホート研究(Japan Public Health Center-Based Prospective Study)」における報告がある[30]。胆石の既往のあるグループでは，既往のないグループに比較して，胆嚢癌のリスクが男女全体で3.1倍，男性で4.3倍，女性で2.4倍であった。これらの解析結果を考慮すると，胆石の保有と胆嚢癌の発生には関連性があることは考慮するべきであるが，本多目的コホート研究において，胆嚢癌に関して女性における優位性は認められなかった。

一方，肥満と胆嚢癌の発生に関しても，Randiら[29]はメタ解析の結果を報告している。Cohort studyの解析結果より，肥満の相対危険度は，米国の大規模調査[31]では女性で2.1であり，一方，我が国の調査[32]では女性で4.5と報告されている。胆嚢癌は，男性では肝癌に次いで，女性では子宮頸癌に次いで肥満と強い関連性を有する癌腫である。したがって，女性の胆嚢癌に関して，肥満は胆石のリスク因子でもあることより，胆石既往が独立した胆嚢癌のリスク因子であると結論付けることは困難であると考えられる。

女性ホルモンによる胆嚢発癌について，胆嚢上皮にはエストロゲン受容体が存在しその発現レベルには性差があることが知られており，その発現レベルは女性において高率である[15]。また，胆嚢癌組織においてもエストロゲン受容体の発現が指摘されている[33]。これらのことより，胆嚢癌の有病率における性差および胆嚢発癌におけるエストロゲンの関与が推測されるが，

その分子メカニズムの詳細は明らかにされていない。

おわりに

胆石症は女性に優位な疾患である。疫学的事実より性差が存在することは明らかではあるが，性差を生み出す背景病態，とくに女性ホルモンが果たす病態生理学的な役割については不明な点が多い現状がある。一方，臨床医は性差を意識しながら消化器病の医療を実践することが重要であり，このことは胆石症をはじめとする胆道疾患の予防や早期発見につながる可能性がある。

参考文献

1) 厚生統計協会：患者調査に基づく推計総患者数．傷病小分類 年次別 厚生の指標 **39**：29-35, 1993.
2) 日本胆道学会学術委員会：胆石症に関する2013年度全国調査結果報告．胆道 **28**：612-617, 2014.
3) 日本胆道学会胆石調査プロジェクト：1996年度胆石全国調査報告．胆道 **11**：133-140, 1997.
4) 日本胆道学会胆石調査プロジェクト：1997年度胆石全国調査報告．胆道 **12**：276-293, 1998.
5) 亀田治男：日本における胆石症の変遷．臨と研 **71**：311-314, 1994.
6) 伊勢秀雄，内藤　剛，亀田智統，ほか：無症状胆石の臨床病理学的検討．胆と膵 **19**：279-282, 1998.
7) 山口和哉，谷村　広，石本喜和男，ほか：剖検例からみた最近の胆石保有率と胆嚢癌合併率．日臨外会誌 **58**：1986-1992, 1997.
8) Jensen KH, Jørgensen T：Incidence of gallstones in a Danish population. Gastroenterology **100**：790-794, 1991.
9) Hay DW, Carey MC：Pathophysiology and pathogenesis of cholesterol gallstone formation. Semin Liver Dis **10**：159-170, 1990.
10) Novacek G：Gender and gallstone disease. Wien Med Wochenschr **156**：527-533, 2006.
11) 神澤輝実，江川直人：胆道疾患と性差．医学と薬学 **58**：665-669, 2007.
12) 佐々木秀雄，跡見　裕：妊婦の胆嚢結石．肝胆膵 **45**：209-214, 2002.
13) Moerman CJ, Berns MP, Bueno de Mesquita HB, et al.：Reproductive history and cancer of the biliary tract in women. Int J Cancer **57**：146-153, 1994.
14) Whiting MJ, Down RH, Watts JM：Precision and accuracy in the measurement of the cholesterol saturation index of duodenal bile：Lack of variation due to the menstrual cycle. Gastroenterology **80**：533-538, 1981.
15) Ranelletti FO, Piantelli M, Farinon AM, et al.：Estrogen and progesterone receptors in the gallbladders from patients with gallstones. Hepatology **14**：608-612, 1991.
16) 日本消化器病学会編：胆石症診療ガイドライン 2016.
17) Barbara L, Sama C, Morselli Labate AM, et al.：A population study on the prevalence of gallstone disease：the Sirmione study. Hepatology **7**：913-917, 1987.
18) Ko CW, Beresford SA, Schulte SJ, et al.：Incidence, natural history, and risk factors for biliary sludge and stones during pregnancy. Hepatology **41**：359-365, 2005.
19) Friedman GD, Kannel WB, Dawber TR：The epidemiology of gallbladder disease：observations in the Framingham Study. J Chronic Dis **19**：273-292, 1966.
20) Scragg RKR, Mc Michael AJ, Seamark RF：Oral contraceptives, pregnancy, and endogenous oestrogen in gallstone disease—a case control study. Br Med J (Clin Res Ed) **288**：1795-1799, 1984.
21) 急性胆管炎・胆嚢炎診療ガイドライン改訂出版委員会編：急性胆管炎・胆嚢炎診療ガイドライン．第2版，医学図書出版，2013.
22) Evron S, Frankel M, Diamant Y：Biliary disease in young women and its association with pregnancy or oral contraceptives. Int Surg **67**：448-450, 1982.
23) Cirillo DJ, Wallace RB, Rodabough RJ, et al.：Effect of estrogen therapy on gallbladder disease. JAMA **293**：330-339, 2005.
24) Uhler ML, Marks JW, Judd HL：Estrogen replacement therapy and gallbladder disease on postmenopausal women. Menopause **7**：162-167, 2000.
25) Nelson HD, Humphrey LL, Nygren P, et al.：Postmenopausal hormone replacement therapy：scientific review. JAMA **288**：872-881, 2002.
26) Grodstein F, Colditz GA, Stampfer MJ：Postmenopausal hormone use and cholecystectomy in a large prospective study. Obstet Gynecol **83**：5-11, 1994.
27) Henriksson P, Einarsson K, Eriksson A, et al.：Estrogen-induced gallstone formation in males. Relation to changes in serum and biliary lipids during hormonal treatment of prostatic carcinoma. J Clin Invest **84**：811-816, 1989.
28) 江川直人，神澤輝実，鶴田耕二，ほか：胆石症と胆嚢癌の関係にみられる性差についての臨床的検討．胆道 **17**：86-91, 2003.
29) Randi G, Franceschi S, LA Vecchia C：Gallbladder cancer worldwide：Geographical distribution and risk factors. Int J Cancer **118**：1591-1602, 2006.
30) Ishiguro S, Inoue M, Kurahashi N, et al.：Risk factors of biliary tract cancer in a large-scale population-based cohort study in Japan（JPHC study）；with special focus on cholelithiasis, body mass index, and their effect modification. Cancer Causes Control **19**：33-41, 2008.
31) Samanic C, Gridley G, Chow WH, et al.：Obesity and

cancer risk among white and black United States veterans. Cancer Causes Control 15 : 35-43, 2004.
32) Kuriyama S, Tsubono Y, Hozawa A, et al. : Obesity abd risk of cancer in Japan. Int J Cancer 113 : 148-157, 2005.
33) Yamamoto M, Nakajo S, Tahara E : Immunohistochemical analysis of estrogen receptors in human gallbladder. Acta Pathol Jpn 40 : 14-21, 1990.

*　　　*　　　*

監修：日本消化器内視鏡学会

上部・下部消化管内視鏡スクリーニング検査を行う
すべての医療従事者のマニュアル本として…

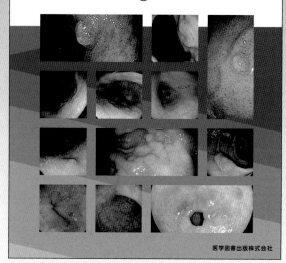

上部消化管内視鏡スクリーニング検査マニュアル

A4版　フルカラー
定価：(本体 4,800 円 + 税)
ISBN：978-4-86517-216-4

下部消化管内視鏡スクリーニング検査マニュアル

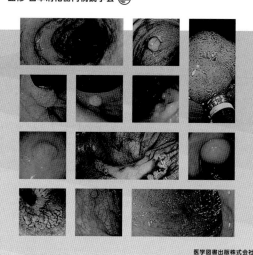

A4版　フルカラー
定価：(本体 4,800 円 + 税)
ISBN：978-4-86517-268-3

詳しくは▶URL：http://www.igakutosho.co.jp　または、医学図書出版　で　検索

医学図書出版株式会社

〒113-0033　東京都文京区本郷 2-27-18（本郷BNビル2階）
TEL：03-3811-8210　FAX：03-3811-8236
URL：http://www.igakutosho.co.jp
E-mail：info@igakutosho.co.jp

特集 胆膵疾患と性差医学

性差による臨床像の差異
—胆嚢癌—

堅田　朋大[1]・坂田　　純[1]・小林　　隆[1]・滝沢　一泰[1]・三浦　宏平[1]・石川　博補[1]
廣瀬　雄己[1]・峠　　弘治[1]・油座　　築[1]・安藤　拓也[1]・相馬　大輝[1]・若井　俊文[1]

要約：胆嚢癌において性差による臨床像の差異を解説するとともに，胆嚢癌の発生と関連する背景疾患や危険因子を性差の観点から概説する。胆嚢癌は女性が占める割合が高い疾患である。本邦の胆嚢癌の全国登録データの解析によると，男性よりも女性で良好な予後（5年全生存率：男性36.8%，女性41.1%，$P=0.004$）を示すが，本邦では男性より女性の平均寿命が明らかに高齢であることがその一因と考えられている。胆嚢癌のハイリスクである膵・胆管合流異常症は女性が占める割合が高い。女性に多い胆石症と胆嚢癌の発生とに関連する疫学的な報告は多数あるが，現時点では胆石症と胆嚢癌との直接的因果関係は証明されていない。胆嚢癌の発生と女性ホルモンとの関連も示唆されているが，その機序はいまだ明らかではない。性差という疫学的背景を念頭に胆嚢癌の発生と関連する背景疾患や危険因子を理解し，本疾患の早期発見・早期治療につなげることが重要である。

Key words：胆嚢癌，性差，膵・胆管合流異常症，胆石症

はじめに

厚生労働省の人口動態統計[1]によると，2015年の胆道癌患者死亡数は男性9,066人，女性9,087人であり，悪性新生物の男女別の死亡数のおのおの4.1%，6.0%を占める。年齢調整死亡率（対人口10万人）の推移をみると，近年，胆道癌のなかでも胆嚢癌は男女ともに低下傾向にあり，2015年には男性で6.3%（第8位），女性で3.9%（第9位）である。1998～2011年の本邦の胆嚢癌全国登録データによると，胆嚢癌の男女比は1：1.46であり，胆嚢癌では女性の割合が高いとされている[2]。

胆嚢癌の発生と関連する背景疾患としては膵・胆管合流異常症があげられ，本症は女性の頻度が高いとされている[3]。その他には，胆石症，陶器様胆嚢，胆嚢ポリープ，胆嚢腺筋腫症などが胆嚢癌の発生と関連することが報告されている（表1）[3~13]。さらに，近年では女性ホルモンと胆嚢癌の発生との関連が指摘されている[14~17]。

本稿では，女性に多い胆嚢癌における性差からみた臨床像の差異について，自験例の解析結果も含めて解説する。さらに，胆嚢癌の発生と関連する背景疾患や危険因子に関して，性差の観点から概説したい。

I．胆嚢癌における性差とその臨床像

1．胆嚢癌と性差

胆道癌では性差によって癌の発生部位が異なる傾向にあることが報告されており，胆管癌・十二指腸乳頭部癌は男性に多く，胆嚢癌は女性に多いとされている[18]。また，胆嚢癌に関しては人種や地域による差も報告されており，人種ではAsian-PacificやHispanic，Native Americanに多く，Caucasianに少ない[18]。地

Clinical Characteristics According to Gender Difference in Patients with Gallbladder Cancer
Tomohiro Katada et al
1) 新潟大学大学院医歯学総合研究科消化器・一般外科学分野（〒951-8510 新潟市中央区旭町通1-757）

表1 胆嚢癌の発生との関連が指摘されている背景疾患や危険因子

- 膵・胆管合流異常症
- 胆石症
- 陶器様胆嚢
- 胆嚢ポリープ
- 胆嚢腺筋腫症
- 性ホルモン
- その他（肥満，高脂血症，糖尿病，便秘症，喫煙，飲酒など）

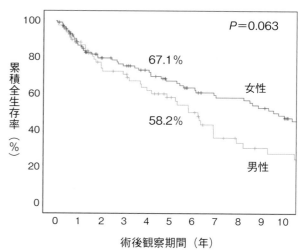

図1 胆嚢癌全200例における性差による生存率曲線（自験例）

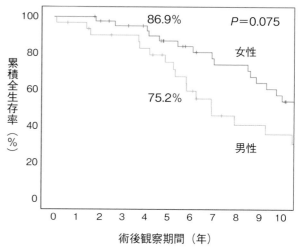

図2 StageⅠ～Ⅱの胆嚢癌73例における性差による生存率曲線（自験例）

域ではチリ，アルジェリア，インド，ペルーなどで胆嚢癌の罹患率が高く，いずれの地域でも女性が占める割合が高い傾向にあることが報告されている[19]。

本邦の胆嚢癌全国登録データにおいて1988～1997年の前期10年と1998～2007年の後期10年に分けて比較すると，前期では男女比1：1.73，後期では男女比1：1.25であり前後期ともに女性の占める割合が高かったが，後期は前期と比較して男性の占める割合が有意に増加していた（$P<0.01$）[20]。また，後期での年齢別男女比に関しては，40～49歳の年齢層のみ女性よりも男性の占める割合が高く，その他の年齢層では女性の占める割合が高かった。男女ともに診断時年齢は70歳台がピークであった。以上より，胆嚢癌は，本邦を含めて世界的に女性が占める割合の高い疾患であるといえる。

1982～2017年までに当科で根治切除が施行された胆嚢癌200例を対象として検討しても，男性79例，女性121例で男女比は1：1.53であり，上述した本邦の胆嚢癌登録データと同様に女性の占める割合が高かった。また，自験例において，胆嚢癌の性差による臨床像の差異を比較検討したが，統計学的に明らかな差のある臨床病理学的因子は認められなかった。

2．胆嚢癌の性差と予後

胆嚢癌の性差が予後に影響するかどうかを詳細に検討した報告は少ない[21,22]。胆嚢癌全国登録データにおいて単変量解析で予後をみると，男性よりも女性のほうが良好であり，切除例に限ってみても女性のほうが予後良好（5年全生存率：男性36.8％，女性41.1％，$P=0.004$）であることが報告されている[21]。また，同報告では切除例の進行度ごとに性差による予後の比較が行われており，StageⅠ～Ⅱの症例では女性の予後が有意に良好である一方で，StageⅢ～Ⅳの症例では男女による予後の差は認められなかったとしている[21]。また，Kokudoら[22]も胆嚢癌では女性のほうが男性と比較してやや予後良好（5年全生存率：男性57.1％，女性66.1％，$P=0.24$）であったことを報告している。

前述した当科で根治切除された胆嚢癌200例で予後を検討したところ，単変量解析において，女性は男性よりも予後良好な傾向（5年全生存率：男性58.2％，女性67.1％，$P=0.063$）がみられた（図1）。また，同対象を用いて進行度ごとに性差による予後を検討してみると，StageⅠ～Ⅱの胆嚢癌73例では女性の予後が良好な傾向（5年全生存率：男性75.2％，女性86.9％，$P=0.075$）（図2）であったが，StageⅢ～Ⅳの胆嚢癌127例では男女で予後に明らかな差を認めなかった（5年全生存率：男性44.0％，女性54.1％，$P=0.320$）（図3）。本邦では男性よりも女性の平均寿命が明らかに高齢であることが，性差による予後の差の要因として推測されている[21]。

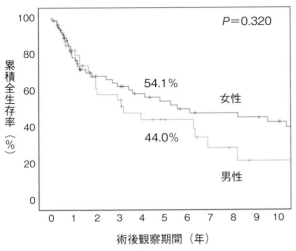

図3 Stage Ⅲ～Ⅳの胆囊癌127例における性差による生存率曲線（自験例）

Ⅱ．胆囊癌の発生との関連が指摘されている背景疾患や危険因子

1．膵・胆管合流異常症

膵・胆管合流異常症は，「膵管と胆管とがOddi括約筋の作用が及ぶ範囲より肝側で合流する先天性の奇形」である[23]。本症は，男女比約1：3で若年女性に多く，欧米に比べ東洋人に多いとされる[3]。膵・胆管合流異常症は胆管の形態から胆管拡張型と非拡張型に分類される[3]。

膵・胆管合流異常症では，Oddi括約筋の作用が膵管と胆管との合流部に及ばないことから膵液の胆道内逆流が生じ，それによって生じる胆道上皮の障害が胆道癌の原因となると考えられている[24]。日本膵・胆管合流異常研究会による18年間の胆道癌登録の報告[25]によると，成人の膵・胆管合流異常症における胆道癌発生率は，胆管拡張型で21.6%，非拡張型で42.4%であった。そのうち胆囊癌の発生率は，胆管拡張型で14.4%，非拡張型で39.2%であり，非拡張型で胆囊癌の発生率が高いことが報告されている。一方で，本邦の胆道癌登録症例のうち膵・胆管合流異常症は5.2%にみられており，平均年齢も58歳と全症例の66歳に比べ若年であり，男女比も1：5.8と女性の優位性が明確に認められている[21]。膵・胆管合流異常症と診断された場合，予防的な胆囊摘出術の適応である[26]。

2．胆石症

胆石症は中年の肥満女性で，経産婦・多産婦に多く，女性ホルモンが胆石の形成に促進的に働くものと考えられている[14]。胆石症と胆囊癌の発生とに関連する疫学的な報告は以前から多数あり，胆囊癌における胆石合併率は50～80％程度と非常に高いことから，胆石症は胆囊癌のハイリスクとする報告も多い[4,5]。また，胆石症における胆囊癌合併率と年齢との関連も指摘されており，高齢者ほど胆囊癌の合併率が高く，とくに60歳以上の女性では高い合併率が報告されている[21]。一方で，無症候性胆石の長期経過観察の結果から，先行する胆石により胆囊癌発生率は増加しないとする報告も認められる[27,28]。現時点では胆石症と胆囊癌との直接的因果関係は証明されてはいない。

胆囊壁の石灰化を伴う陶器様胆囊に関しては，高率に胆囊癌を発生するとの報告[6]がある一方で，胆囊癌の発生に因果関係はないとする報告[29]もある。陶器様胆囊と胆囊癌との関連性はいまだ明らかではない。

3．胆囊ポリープ・胆囊腺筋腫症

胆囊ポリープとは胆囊の限局性小隆起性病変の総称であり，良悪性を問わず上皮性，非上皮性，腫瘍性，非腫瘍性のさまざまな病変を含む。さまざまな胆囊ポリープ切除例の検討結果[7,8]より，胆囊ポリープは径が10mm以上の場合，画像上増大傾向を認める場合，または大きさにかかわらず広基性病変の場合には胆囊癌の頻度が高く，胆囊摘出術の適応と考えられている[26]。

胆囊腺筋腫症は限局型，分節型，広範型の3型に大きく分類される。このうち分節型がもっとも多いとされるが，その底部側に胆囊癌が発生しやすいことが報告されている[9]。その際の癌の発生には腺筋腫症の上皮から発生するのではなく，腺筋腫症によって形成された壁肥厚性の輪状狭窄部の底部側に胆汁うっ滞が生じ，底部側粘膜の上皮化生を促進し，この化生上皮を母地として胆囊癌が発生すると推測されている[10]。胆囊ポリープ，胆囊腺筋腫症のいずれにおいても性差との関連は，今までに指摘されていない。

4．性ホルモン

胆囊癌は女性に多いという性差が認められ，女性ホルモンの投与により胆石やその他の胆道疾患が多くなることから，胆囊癌の発生に女性ホルモンが関与している可能性が指摘されている[14]。しかしながら，女性ホルモン分泌の低下した高齢者女性に胆囊癌罹患者が多いことから，必ずしも女性ホルモン自体が発癌に関与しているわけではないと考えられている。これまでに性ホルモンレセプターに着目した研究において，胆囊正常粘膜や胆囊癌にはエストロゲンレセプター（ER）とプロゲステロンレセプター（PgR）が存在することが報告されている[15,16]。Saranga Bharathiら[17]は胆囊癌のER/PgR発現を免疫組織学的に検討し，47例中11例（23.4%）にER/PgRの発現を認め，そのうちのほとんどが共発現であったことを報告した。ま

た，性ホルモンレセプター発現群においては，背景粘膜にmetaplasiaおよびdysplasiaが多くみられ，病期も比較的早期の症例が有意に多くみられたとしている[17]。一方で，性ホルモンレセプターは年齢，性別，閉経状態，胆石の有無，組織型といった因子と関連がなかったことも報告している[17]。胆嚢癌と性ホルモンとの関連はいまだ解明されていない点も多く，今後のさらなる研究が期待される。

5．その他

さまざまな疫学研究において肥満，高脂血症，糖尿病，便秘症，喫煙，飲酒などが胆嚢癌発生の危険因子としてあげられている。一方で，魚類・豆類の摂取，糖尿病のコントロールなどが危険を低下させる因子と報告されている[11〜13]。これらの因子と性差を含めた疫学的因子との関連を検討することは，今後の課題の一つである。

おわりに

胆嚢癌の性差からみた臨床像の差異について解説するとともに，胆嚢癌の発生と関連する背景疾患や危険因子について性差の観点から概説した。性差という疫学的背景を念頭に胆嚢癌の発生と関連する背景疾患や危険因子を理解し，本疾患の早期発見および早期治療につなげることが重要である。本稿が胆嚢癌を診療する際の一助になれば幸いである。

参考文献

1) 一般財団法人厚生労働統計協会：国民衛生の動向 2017/2018．厚生の指標 **64**：63-71, 2017.
2) 石原　慎, 堀口明彦, 宮川秀一, ほか：胆道癌全国登録データより見た胆嚢癌の動向．胆と膵 **36**：15-18, 2015.
3) 日本膵・胆管合流異常研究会, 日本胆道学会編：膵・胆管合流異常診療ガイドライン．1-84, 医学図書出版, 2012.
4) Sheth S, Bedford A, Chopra S：Primary gallbladder cancer：recognition of risk factors and the role of prophylactic cholecystectomy. Am J Gastroenterol **95**：1402-1410, 2000.
5) Randi G, Franceschi S, La Vecchia C：Gallbladder cancer worldwide：geographical distribution and risk factors. Int J Cancer **118**：1591-1602, 2006.
6) Stephen AE, Berger DL：Carcinoma in the porcelain gallbladder：a relationship revisited. Surgery **129**：699-703, 2001.
7) Kubota K, Bandai Y, Noie T, et al.：How should polypoid lesions of the gallbladder be treated in the era of laparoscopic cholecystectomy? Surgery **117**：481-487, 1995.
8) Myers RP, Shaffer EA, Beck PL：Gallbladder polyps：epidemiology, natural history and management. Can J Gastroenterol **16**：187-194, 2002.
9) Ootani T, Shirai Y, Tsukada K, et al.：Relationship between gallbladder carcinoma and the segmental type of adenomyomatosis of the gallbladder. Cancer **69**：2647-2652, 1992.
10) Nabatame N, Shirai Y, Nishimura A, et al.：High risk of gallbladder carcinoma in elderly patients with segmental adenomyomatosis of the gallbladder. J Exp Clin Cancer Res **23**：593-598, 2004.
11) Shebl FM, Andreotti G, Rashid A, et al.：Diabetes in relation to biliary tract cancer and stones：a population-based study in Shanghai, China. Br J Cancer **103**：115-119, 2010.
12) Matsuba T, Qiu D, Kurosawa M, et al.：Overview of epidemiology of bile duct and gallbladder cancer focusing on the JACC Study. J Epidemiol **15**：S150-S156, 2005.
13) Yagyu K, Kikuchi S, Obata Y, et al.：Cigarette smoking, alcohol drinking and the risk of gallbladder cancer death：a prospective cohort study in Japan. Int J Cancer **122**：924-929, 2008.
14) Lynn J, Williams L, O'Brien J, et al.：Effects of estrogen upon bile：implications with respect to gallstone formation. Ann Surg **178**：514-523, 1973.
15) Stedman KE, Moore GE, Morgan RT：Estrogen receptor proteins in diverse human tumors. Arch Surg **115**：244-248, 1980.
16) Nakamura S, Muro H, Suzuki S：Estrogen and progesterone receptors in gallbladder cancer. Jpn J Surg **19**：189-194, 1989.
17) Saranga Bharathi R, Singh R, Gupta R, et al.：Female sex hormone receptors in gallbladder cancer. J Gastrointest Cancer **46**：143-148, 2015.
18) Goodman MT, Yamamoto J：Descriptive study of gallbladder, extrahepatic bile duct, and ampullary cancers in the United States, 1997-2002. Cancer Causes Control **18**：415-422, 2007.
19) Randi G, Malvezzi M, Levi F, et al.：Epidemiology of biliary tract cancers：an update. Ann Oncol **20**：146-159, 2009.
20) 石原　慎, 宮川秀一, 堀口明彦, ほか：胆道癌全国登録データよりみた胆嚢癌の動向．肝胆膵 **64**：461-466, 2012.
21) 萱原正都, 谷　卓, 中川原寿俊, ほか：胆道癌登録成績からみた胆嚢癌の疫学．外科 **69**：1242-1247, 2007.
22) Kokudo N, Makuuchi M, Natori T, et al.：Strategies for surgical treatment of gallbladder carcinoma based on information available before resection. Arch Surg **138**：741-750, 2003.
23) The committee of Japanese study group on pancre-

aticobiliary maljunction (JSPBM) for diagnostic criteria : Diagnostic criteria of pancreaticobiliary maljunction. J Hepatobiliary Pancreat Surg 1 : 219-221, 1994.
24) Tashiro S, Imaizumi T, Ohkawa H, et al. : Pancreaticobiliary maljunction : retrospective and nationwide survey in Japan. J Hepatobiliary Pancreat Surg 10 : 345-351, 2003.
25) 森根裕二, 島田光生, 石橋広樹 : 全国集計からみた膵・胆管合流異常. 日消外会誌 111 : 699-705, 2014.
26) 日本肝胆膵外科学会 胆道癌診療ガイドライン作成委員会 編 : エビデンスに基づいた胆道癌診療ガイドライン 改訂第2版. 23-34, 医学図書出版, 2014.
27) 乾 和郎, 中澤三郎, 芳野純治, ほか : 無症状胆石と胆囊癌に関する臨床的検討. 胆と膵 19 : 283-286, 1998.
28) Wenckert A, Robertson B : The natural course of gallstone disease : eleven-year review of 781 nonoperated cases. Gastroenterology 50 : 376-381, 1966.
29) Towfigh S, McFadden DW, Cortina GR, et al. : Porcelain gallbladder is not associated with gallbladder carcinoma. Am Surg 67 : 7-10, 2001.

* * *

胆と膵 36巻臨時増刊特大号

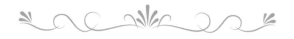

ERCPマスターへのロードマップ（DVD付）

企画：糸井　隆夫

序文：ERCPマスター，マイスター，マエストロ

【処置具の最新情報】
- 診療報酬からみた胆膵内視鏡手技と・ERCP関連手技処置具のup-to-date

【基本編】
- 主乳頭に対するカニュレーションの基本―スタンダード法，Wire-guided・Cannulation法，膵管ガイドワイヤー法―
- 副乳頭へのカニュレーション Cannulation of the Minor Papilla
- 内視鏡的乳頭括約筋切開下切石術（Endoscopic Sphincterotomized Lithotomy：EST-L）
- EPBD（＋EST）＋胆管結石除去
- EPLBD（＋EST）＋胆管結石除去
- 経乳頭的胆管・膵管生検　細胞診
- 膵石除去・膵管ドレナージ
- 胆管ドレナージ（良悪性）（ENBD, PS）
- 胆管ドレナージ（MS）
- 急性胆囊炎に対する経乳頭的胆嚢ドレナージ

【応用編】
- スコープ挿入困難例に対する対処法
- プレカット
- 電子スコープを用いた経口胆道鏡検査
- POCS（SpyGlass）（診断・治療）
- 経口膵管鏡（電子スコープ，SpyGlass）
- 内視鏡的乳頭切除術
- 十二指腸ステンティング（ダブルステンティングも含めて）
- Roux-en-Y再建術を中心とした，術後腸管再建症例に対するシングルバルーン内視鏡を用いたERCP
- 術後腸管の胆膵疾患に対するダブルバルーン内視鏡治療

【トラブルシューティング編】
- スコープ操作に伴う消化管穿孔
- デバイス操作に伴う後腹膜穿孔―下部胆管の局所解剖も含めて―
- EST後合併症（出血，穿孔）
- 胆管，膵管閉塞困難例（SSR, Rendez-vous法）
- 胆管内迷入ステントの回収法
- 胆管メタルステント閉塞（トリミング，抜去）
  ―十二指腸ステントとあわせて―
- 膵管プラスチックステント迷入に対する内視鏡的回収法
- 胆管結石嵌頓
- 膵管結石嵌頓
  ―膵管結石除去時のバスケット嵌頓に対するトラブルシューティング―

【座談会】
- ERCPマスターへのロードマップをこれまでどう描いてきたか，これからどう描いていくのか？

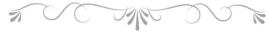

今回の胆と膵臨時増刊特大号のメニューは、
ERCPマスターへのロードマップ（DVD付）
でございます。

＊前　菜：処置具の最新情報
＊メインディッシュ：
　基本編、応用編、トラブルシューティング編
　〜28名のエキスパートによる動画（DVD）解説付〜
＊デザート：
　座談会「ERCPマスターへのロードマップを
　　これまでどう描いてきたか，
　　これからどう描いていくのか？」
〜ページの向こうに広がるERCPの世界を
　　　　　　　　　　　どうぞご堪能下さい！

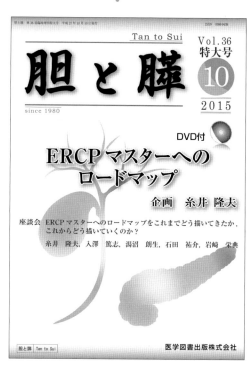

本体 5,000円＋税

医学図書出版株式会社

特集

胆膵疾患と性差医学

性差による慢性膵炎の臨床的特徴の差異

阪上　順一[1]・片岡　慶正[1,2]・保田　宏明[1]・十亀　義生[1]・加藤　隆介[1]・土井　俊文[1]
三宅　隼人[1]・諏訪　兼敏[1]・提中　克幸[1]・髙田　智規[1]・伊藤　義人[1]

要約：慢性膵炎の発生頻度は男性に高く，成因では男性はアルコール性が多く，女性は特発性が多い。近年，女性のCLDN2遺伝子ホモ接合の出現頻度が0.07であるのに対して，男性のCLDN2遺伝子ヘミ接合の出現頻度が0.26であることが女性にアルコール性が少ない根拠とする報告がある。早期慢性膵炎では，男性の31.5%が急性膵炎の既往をもつが，女性では8.8%にすぎない。慢性膵炎全国調査（2011）によれば，アルコール性の発症年齢中央値は男性62歳，女性51歳と女性で若年であり，特発性では男性68歳，女性71歳で女性は高年齢発症とされる。女性は少量・短期間の飲酒でアルコール性慢性膵炎を発症する可能性が示唆される。また，男性で現在喫煙している者は国民33%に対して，慢性膵炎47%と＋14%高く，女性でも現在喫煙している者が国民10%に対して慢性膵炎22%と＋12%高かった（男性・女性とも$P<0.0001$）。また男女とも年齢層によらず糖尿病の合併率が高いことが知られている。自験例で膵石症（男性212例，女性67例）を解析した結果，女性の膵石症は限局して存在する実質内石灰化が有意に多く（男性41%：女性62%，$P=0.013$），女性での膵管内膵石やびまん性膵石は男性より有意に少なかった。また，膵石症自験例（男性40例，女性8例）のセクレチン試験では，女性の膵外分泌機能は男性より有意に保たれていた（液量・アミラーゼ排出量・最高重炭酸塩濃度とも$P<0.01$）。一方で女性の慢性膵炎のQOLは男性より低いという報告があり，膵全摘となる非石灰化慢性膵炎は女性が84%を占めたという海外の後ろ向き解析もみられる。慢性膵炎の治療法選択や治療後経過については性差なしとする報告が多いが，妊婦のESWL治療は禁忌であり，ESWL後偶発症についても女性が多いと示唆する報告がある。慢性膵炎の生命予後は，男女とも短命であり，我が国の追跡調査では女性のアルコール性慢性膵炎での平均寿命が52.9歳と際立って短命であった。

Key words：クローディン2（CLDN2）遺伝子，膵石，セクレチン試験，寿命

Gender Difference in the Clinical Feature of Chronic Pancreatitis
Junichi Sakagami et al
1) 京都府立医科大学消化器内科（〒602-8566 京都市上京区河原町通広小路上ル梶井町465）
2) 大津市民病院院長

はじめに

慢性膵炎は，「膵臓の内部に不規則な線維化，細胞浸潤，実質の脱落，肉芽組織などの慢性変化が生じ，進行すると膵外分泌・内分泌機能の低下を伴う病態である。膵内部の病理組織学的変化は，基本的には膵臓全体に存在するが，病変の程度は不均一で，分布や進行性も様々である。これらの変化は，持続的な炎症やその遺残により生じ，多くは非可逆性である」と定義されており[1]，大きくアルコール性慢性膵炎と非アルコール性慢性膵炎（特発性，遺伝性，家族性など）に分類される。慢性膵炎は性差により，発生頻度や成因が異なることが知られている。本稿では，性差による慢性膵炎の臨床的特徴の差異について概説する。

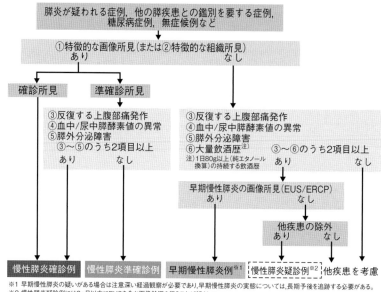

図1 慢性膵炎臨床診断基準 2009（文献1より引用改変）

I．性差と発生頻度

慢性膵炎は男性に多く発生する疾患とされており[2]，その発生は世界的増加が推定されている[3]。慢性膵炎全国調査（2011）[4]では，慢性膵炎患者の性別は男性：女性＝4.6：1で男性に多い。アルコール性慢性膵炎では，男性：女性＝11.8：1で圧倒的に男性に多いが，特発性慢性膵炎では，男性：女性＝1.2：1で発生頻度に大きな差はない。

南インドやバングラデシュでみられる熱帯性慢性膵炎の発生頻度には性差はみられないとされている[5]。

慢性膵炎臨床診断基準（2009）[1]において，早期慢性膵炎の診断基準が策定された（図1）。我が国における早期慢性膵炎の全国調査では男女比は男性92例：女性68例（1.4：1）となっており，性差ははっきりしない[6]。しかし，早期慢性膵炎における急性膵炎の既往については有意な性差があり，男性29例（31.5％），女性6例（8.8％）と報告されている[6]。

II．性差と発症年齢

慢性膵炎全国調査（2011）[4]では，成因を問わない慢性膵炎全体では，発症年齢中央値は男性53歳，女性57歳であった。アルコール性慢性膵炎では，発症年齢中央値は男性62歳，女性51歳となっており，特発性慢性膵炎では，発症年齢中央値は男性68歳，女性71歳だったとされる。つまり，男性ではアルコール性慢性膵炎の発症年齢は特発性慢性膵炎の発症年齢に比べて6歳若年であるのみである。他方女性のアルコール性慢性膵炎は特発性より20歳も若く発症していることになる。慢性膵炎症状の発症前に男性は1,161リットル（平均18年間）の飲酒量であったが，女性は695リットル（平均11年間）との報告[7]がある。女性は男性より体格や肝・筋量が小さくアルコール感受性が高いためか，少量・短期間の飲酒でアルコール性慢性膵炎を発症する可能性が指摘されている。

III．性差と成因

慢性膵炎の成因では男性はアルコール性が多く，女性は特発性が多い。慢性膵炎全国調査（2011）[4]では，男性でもっとも多い成因はアルコール性76％，次に特発性13％，急性膵炎2％の順であったが，女性でもっとも多い成因は特発性51％，続いてアルコール性30％，急性膵炎3％，胆石性3％の順となっていた（図2）。North American Pancreatitis Study-2（NAPS-2）におけるアルコール性慢性膵炎の頻度も，男性59％に対して女性28％と男性に高い頻度となっている[8]。近年，クローディン2（CLDN2）遺伝子型がアルコール性膵炎リスクに関連し，CLDN2遺伝子型がホモ接合（男性ではヘミ接合）である場合にその発症リスクが高くなるとされる。Whitcombら[9]は，女性のCLDN遺伝子ホモ接合の出現頻度が0.07であるのに対して，男性のCLDN遺伝子ヘミ接合の出現頻度が0.26であることが慢性膵炎の成因として男性にアルコール性が多

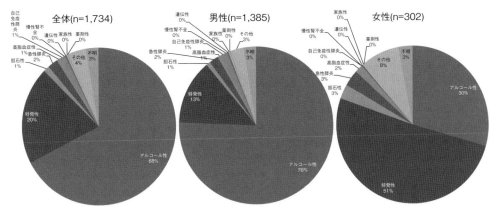

図 2 慢性膵炎の成因（文献4より引用改変）

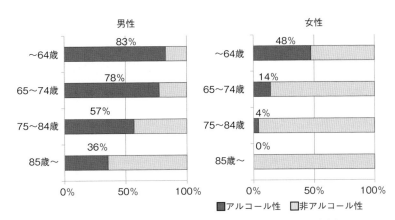

図 3 慢性膵炎の年齢層と成因（文献10より引用改変）
男女不明であった症例を除く。

いことの理由となりえるとしている。

慢性膵炎臨床診断基準（2009）では，慢性膵炎の成因からアルコール性慢性膵炎と非アルコール性慢性膵炎に大別する。慢性膵炎全国調査（2011）では，男女とも高年齢になるほどアルコール性が低率となっていくことがわかる（図3）[10]。後述するが，一般に男女とも慢性膵炎のなかでもアルコール性慢性膵炎はとくに短命であることが知られており，高齢ではアルコール性慢性膵炎の生存確率が低下していくことも一因と推定できる。

我が国の早期慢性膵炎全国調査では，男性の67.4%がアルコール性，女性の73.5%が特発性であった[6]。さらに，我が国の膵石症の成因では，男性はアルコール性が多く，女性はほとんどが特発性といわれている[11]。すなわち，我が国では早期～確診例に至るまでのあらゆる程度の慢性膵炎で男性はアルコール性，女性は特発性が成因として優勢を占めると考えられる。

Ⅳ．性差と喫煙

喫煙は慢性膵炎の独立した危険因子である。アルコール性慢性膵炎患者の喫煙率は約8割と高く，喫煙者は非喫煙者に比べて膵炎発症が5～10年早いといわれている[12]。また，喫煙により膵外分泌障害や膵石の発症リスクが高まるといわれている[13]。

慢性膵炎全国調査（2011）[4]と同年の平成23年国民健康・栄養調査報告（2011）[14]を比較してみたところ（図4），現在喫煙している者の率が国民20%に対して，慢性膵炎43%と有意に高率（$P<0.0001$）であった（男女全体）。これは，男性での現在喫煙している者が国民33%に対して，慢性膵炎47%とプラス14%高く，女性での現在喫煙している者が国民10%に対して慢性膵炎22%とプラス12%高かった（男性・女性とも$P<0.0001$）。とくに男性の慢性膵炎では，喫煙したことがない者は19%にすぎなかった。喫煙の既往に関しては，男性（国民39%，慢性膵炎34%），女性（国民10%，慢性膵炎13%）となっており，男性・女性とも現在喫煙している者の率ほどの差異はない。

Ⅴ．性差と糖尿病

慢性膵炎全国調査2011では，慢性膵炎では各年齢層

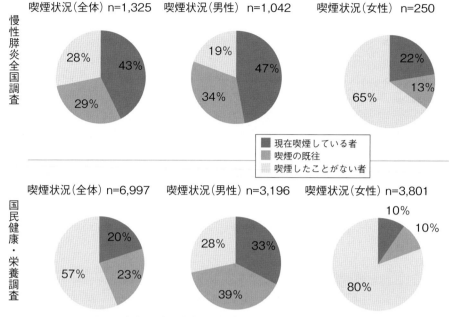

図4 慢性膵炎の喫煙状況（文献4,14より引用改変）

において糖尿病の合併頻度が男女ともに高い（図5）[15]。海外からは慢性膵炎における糖尿病の発症は男性に高いハザード比を示すことが報告されている[16]。我が国とは明らかに成因プロファイルが異なっているインドの慢性膵炎全国調査（アルコール性 n=400；38.7%，特発性 n=622；60.2%，その他 n=11；1.1%）では，慢性膵炎の飲酒者では性別が女性であることが独立した糖尿病発生のリスク因子だったという[17]。

VI. 性差と膵外分泌機能障害

Kothariら[18]はセクレチン試験での膵外分泌機能検査を行った症例の後ろ向き解析で，女性では最高重炭酸塩濃度低下（<80 mEq/L）をきたす割合が有意に高かったとし，過剰なエストロゲンは膵導管からの重炭酸分泌を抑制する可能性があると考察している。

逆に，自験例で膵石症のセクレチン試験を解析した結果，男性により強い膵外分泌機能障害がみられており，女性では膵外分泌機能は比較的保たれていた（男性40例，女性8例）（図6）。図6とは別コホートの膵石症（自験例：男性212例，女性67例）で膵石の分布様式を調べた結果，膵管内の結石・膵全体に分布する複数なしびまん性の石灰化は男性に有意に多く，限局して存在する実質内石灰化が女性に多い結果であった（$P<0.05$）（図7）。岩武ら[19]は，セルレイン試験による膵外分泌機能検査の結果，アルコール性のものでは外分泌機能低下傾向が強く，とくに最高重炭酸塩濃度と総アミラーゼ分泌量では，非アルコール性に比較

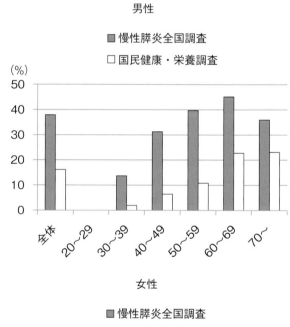
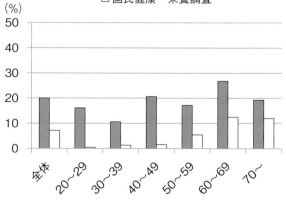

図5 慢性膵炎における糖尿病合併頻度（文献15より引用改変）

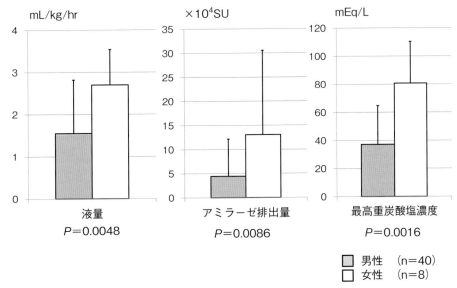

図 6 膵石症（自験例）におけるセクレチン試験 3 因子の検討（平均±SD）
男性 40 例，女性 8 例。
液量（mL/kg/hr）；男 1.55±1.27　女 2.70±0.84, Wilcoxon $P=0.0048$
アミラーゼ排出量（×10⁴SU）；男 4.41±7.74　女 13.05±17.49, Wilcoxon $P=0.0086$
最高重炭酸塩濃度（mEq/L）；男 37.2±27.5　女 80.7±29.6, Wilcoxon $P=0.0016$

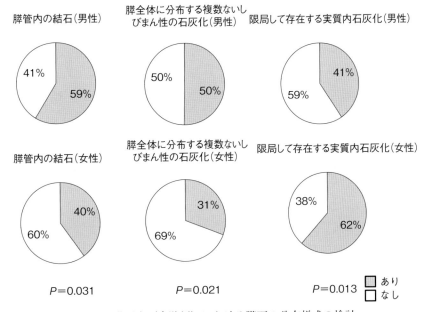

図 7 膵石症（自験例）における膵石の分布様式の検討
男性 212 例，女性 67 例。
膵管内の結石；尤度比較検定　$P=0.031$
膵全体に分布する複数ないしびまん性の石灰化；尤度比較検定　$P=0.021$
限局して存在する実質内石灰化；尤度比較検定　$P=0.013$

して有意に低下していたとしている。先の成因の項で述べたように男性の膵石症はアルコール性が多く，女性の膵石症は特発性であることを考えると，男女で膵石の分泌様式には差異があり，男性の膵石症ではより強い膵外分泌機能障害が現れるのかもしれない。自験例データは選択バイアスのある後ろ向き検討のため，膵石症における膵外分泌機能の性差については，今後の前向き検討が必要であろう。

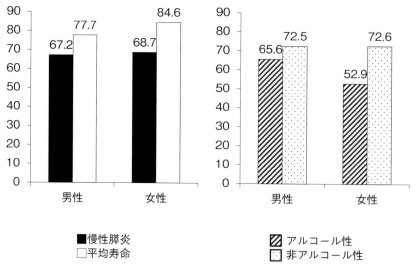

図8 慢性膵炎の平均死亡年齢（文献35より引用改変）

VII. 性差とその他の障害

成因によらず慢性膵炎では骨粗鬆症が多いことがメタ解析において指摘されている（23.4%）[20]。骨粗鬆症の発症頻度に性差はないが，健常コントロールとTスコアを比較すると女性は有意な差異はなかったが，男性では有意にTスコアが低かったという報告がみられる[21]。

慢性膵炎の約1/3にsmall intestinal bacterial overgrowth（SIBO，小腸細菌異常増殖）が合併するという[22]。メタ解析の結果，慢性膵炎のSIBO合併の要約オッズ比は6.9倍（95%CI：1.6-29.3）と高い[23]。Kumarら[24]は，慢性膵炎のSIBO合併に性差は見出せなかったとしている。

SF-36あるいはSF-12（SF-36の短縮版）で慢性膵炎におけるQOLの男女差を検討した結果，女性の慢性膵炎患者のQOLが低いとする報告があり，身体的健康（$P=0.07$）よりも精神的健康（$P=0.003$）のほうが目立って障害されていたという[25]。

VIII. 性差と治療

North American Pancreatitis Study-2（NAPS-2）では，慢性膵炎に対する膵酵素補充療法や神経ブロック，内視鏡的治療，外科的治療などの治療法の選択方法に性差はみられなかったとしている[26]。EUS下腹腔神経叢ブロックで得られる無痛期間に性差はないという[27]。慢性膵炎外科治療後の成績をメタ解析した報告においても性差はみられていない[28]。

このように，慢性膵炎に対する治療法の選択に性差は関連性が乏しく，治療後の成績においても性差の関連性はみられないとする報告が多い。一方，有痛性慢性膵炎の膵石破砕に対するESWL治療においては，男性では偶発症の発生率が有意に低い（オッズ比=0.19）との報告がみられる[29]。妊婦へのESWL治療は，禁忌とされているため[30]，女性のESWL治療前には妊娠の可能性についても留意すべきである。

米国からの最近の報告では，膵石灰化を認めない慢性膵炎で，疼痛あるいは再発性急性膵炎のために膵全摘をせねばならなかった症例では女性が84%を占めていた[31]。我が国の早期慢性膵炎全国調査においても疼痛頻度は男性73.9%，女性85.3%となっている[6]。したがって，非石灰化慢性膵炎では疼痛治療介入を要する者は女性が多いのかもしれないが，詳細は不明である。

IX. 性差と予後

慢性膵炎は生命予後が各年齢層において不良であり短命であることが知られている[32,33]。フランスの慢性膵炎の平均追跡期間8.7年の予後調査では，多変量解析により男性で生命予後が不良であったと報告されている[34]。我が国の慢性膵炎追跡調査[35]では，死亡年齢は男性67.2歳，女性68.7歳となっており，とくにアルコール性では男性65.6歳に対して，女性52.9歳と女性の死亡年齢が若い特徴があった。非アルコール性では男性72.5歳，女性72.6歳で大きな差はみられなかった（図8）。

慢性膵炎は膵癌のリスク因子として知られており，とくに糖尿病を併存している慢性膵炎ではハザード比が12～22倍になるとの報告がある[36,37]。Kudoら[38]は，慢性膵炎からの膵発がんには性別は関係しなかったと

報告している。

　欧米白人の2,500人に1人の頻度で発症する常染色体劣性遺伝の遺伝性疾患である囊胞性線維症（cystic fibrosis：CF）は我が国では187万人に1人の頻度で発症する希少疾患である。CF患者は女性において生命予後が不良といわれている[39]。CFの原因遺伝子はcystic fibrosis transmembrane conductance regulator（CFTR）遺伝子であり，我が国のアルコール性慢性膵炎においてもCFTR遺伝子多型が健常者に比し高頻度に検出されるという[40]。しかし，我が国のCFTR遺伝子異常・多型をもつ慢性膵炎の生命予後が女性で不良なのかどうかの検討はない。

おわりに

　本稿では，慢性膵炎の性差について発生頻度，発症年齢，成因，喫煙，糖尿病，外分泌障害，その他の障害，治療，予後の項に分類して概説した。同じ慢性膵炎でも性差がみられる項目があることに留意しつつ慢性膵炎の診断・治療を考察いただければ幸いである。

参考文献

1) 厚生労働省難治性膵疾患に関する調査研究班，日本膵臓学会，日本消化器病学会：慢性膵炎臨床診断基準2009．膵臓 **24**：645-646，2009．
2) Xiao AY, Tan ML, Wu LM, et al.：Global incidence and mortality of pancreatic diseases：a systematic review, meta-analysis, and meta-regression of population-based cohort studies. Lancet Gastroenterol Hepatol **1**：45-55, 2016.
3) Majumder S, Chari ST：Chronic pancreatitis. Lancet **387**：1957-1966, 2016.
4) 下瀬川徹，廣田衛久，正宗　淳，ほか：慢性膵炎の実態に関する全国調査．厚生労働科学研究費補助金（難治性疾患克服事業）　難治性膵疾患に関する調査研究　平成25年度　総括・分担研究報告書，167-172，2013．
5) Nwokolo C, Oli J：Pathogenesis of juvenile tropical pancreatitis syndrome. Lancet **1**：456-459, 1980.
6) 正宗　淳，菊田和宏，下瀬川徹：早期慢性膵炎の実態　全国調査から．胆と膵 **37**：333-337，2016．
7) Durbec JP, Sarles H：Multicenter survey of the etiology of pancreatic diseases. Relationship between the relative risk of developing chronic pancreatitis and alcohol, protein and lipid consumption. Digestion **18**：337-350, 1978.
8) Coté GA, Yadav D, Slivka A, et al.：North American Pancreatitis Study Group. Alcohol and smoking as risk factors in an epidemiology study of patients with chronic pancreatitis. Clin Gastroenterol Hepatol **9**：266-273, 2011.
9) Whitcomb DC, LaRusch J, Krasinskas AM, et al.：Common genetic variants in the CLDN2 and PRSS1-PRSS2 loci alter risk for alcohol-related and sporadic pancreatitis. Nat Genet **44**：1349-1354, 2012.
10) 菊田和宏，正宗　淳，濱田　晋，ほか：超高齢者における病態の特性，治療の適応，治療の実際　膵疾患急性・慢性膵炎．肝胆膵 **74**：437-442，2017．
11) 鈴木範美，伊勢秀雄，亀田智統，ほか：膵石の形態と分析．胆と膵 **24**：601-606，2003．
12) 正宗　淳：生活習慣と消化器疾患　慢性膵炎．薬局 **64**：2889-2894，2013．
13) Luaces-Regueira M, Iglesias-García J, Lindkvist B, et al.：Smoking as a risk factor for complications in chronic pancreatitis. Pancreas **43**：275-280, 2014.
14) 平成23年国民健康・栄養調査報告．
15) 正宗　淳，伊藤鉄英，大西洋英，ほか：慢性膵炎に関する全国疫学調査（2011）の結果解析．厚生労働科学研究費補助金　難治性疾患等政策研究事業（難治性疾患政策研究事業）難治性膵疾患に関する調査研究　平成26年度　総括・分担研究報告書，157-163，2014．
16) Pan J, Xin L, Wang D, et al.：Risk Factors for Diabetes Mellitus in Chronic Pancreatitis：A Cohort of 2,011 Patients. Medicine（Baltimore）**95**：e3251, 2016.
17) Balakrishnan V, Unnikrishnan AG, Thomas V, et al.：Chronic pancreatitis. A prospective nationwide study of 1,086 subjects from India. JOP **9**：593-600, 2008.
18) Kothari D, Ketwaroo G, Freedman SD, et al.：The Impact of Risk Factors of Chronic Pancreatitis on Secretin Pancreatic Function Testing：Results of a 20-Year Study. Pancreas **46**：887-890, 2017.
19) 岩武忠昭：Caeruleinによる膵機能検査に関する臨床的研究（第2報）慢性膵炎ならびにその他の疾患におけるCaerulein-Secretin test（C-S test）の成績．山口医学 **34**：239-249，1985．
20) Duggan SN, Smyth ND, Murphy A, et al.：High prevalence of osteoporosis in patients with chronic pancreatitis：a systematic review and meta-analysis. Clin Gastroenterol Hepatol **12**：219-228, 2014.
21) Duggan SN, O'Sullivan M, Hamilton S, et al.：Patients with chronic pancreatitis are at increased risk for osteoporosis. Pancreas **41**：1119-1124, 2012.
22) Capurso G, Signoretti M, Archibugi L, et al.：Systematic review and meta-analysis：Small intestinal bacterial overgrowth in chronic pancreatitis. United European Gastroenterol J **4**：697-705, 2016.
23) 阪上順一，片岡慶正，保田宏明，ほか：慢性膵炎の疼痛治療　Small intestinal bacterial overgrowthの診断と治療．胆と膵 **37**：1557-1560，2016．
24) Kumar K, Ghoshal UC, Srivastava D, et al.：Small intestinal bacterial overgrowth is common both among patients with alcoholic and idiopathic chronic pancreatitis. Pancreatology **14**：280-283, 2014.
25) Pezzilli R, Morselli-Labate AM, Frulloni L, et al.：The quality of life in patients with chronic pancreatitis

evaluated using the SF-12 questionnaire: a comparative study with the SF-36 questionnaire. Dig Liver Dis 38: 109-115, 2006.
26) Romagnuolo J, Talluri J, Kennard E, et al.: Clinical Profile, Etiology, and Treatment of Chronic Pancreatitis in North American Women: Analysis of a Large Multicenter Cohort. Pancreas 45: 934-940, 2016.
27) LeBlanc JK, DeWitt J, Johnson C, et al.: A prospective randomized trial of 1 versus 2 injections during EUS-guided celiac plexus block for chronic pancreatitis pain. Gastrointest Endosc 69: 835-842, 2009.
28) Lü WP, Shi Q, Zhang WZ, et al.: A meta-analysis of the long-term effects of chronic pancreatitis surgical treatments: duodenum-preserving pancreatic head resection versus pancreatoduodenectomy. Chin Med J (Engl) 126: 147-153, 2013.
29) Li BR, Liao Z, Du TT, et al.: Risk factors for complications of pancreatic extracorporeal shock wave lithotripsy. Endoscopy 46: 1092-1100, 2014.
30) 山本智支, 乾 和郎, 芳野純治, ほか：膵炎の治療 膵石を伴う膵炎に対するESWL. 胆と膵 35: 1119-1123, 2014.
31) Trikudanathan G, Munigala S, Barlass U, et al.: Evaluation of Rosemont criteria for non-calcific chronic pancreatitis (NCCP) based on histopathology—A retrospective study. Pancreatology 17: 63-69, 2017.
32) Bang UC, Benfield T, Hyldstrup L, et al.: Mortality, cancer, and comorbidities associated with chronic pancreatitis: a Danish nationwide matched-cohort study. Gastroenterology 146: 989-994, 2014.
33) Nøjgaard C: Prognosis of acute and chronic pancreatitis-a 30-year follow-up of a Danish cohort. Dan Med Bull 57: B4228, 2010.
34) Levy P, Milan C, Pignon JP, et al.: Mortality factors associated with chronic pancreatitis. Unidimensional and multidimensional analysis of a medical-surgical series of 240 patients. Gastroenterology 96: 1165-1172, 1989.
35) 厚生労働省：「難治性膵疾患調査研究班」1995～2006年追跡調査.
36) Lai HC, Tsai IJ, Chen PC, et al.: Gallstones, a cholecystectomy, chronic pancreatitis, and the risk of subsequent pancreatic cancer in diabetic patients: a population-based cohort study. J Gastroenterol 48: 721-727, 2013.
37) Brodovicz KG, Kou TD, Alexander CM, et al.: Impact of diabetes duration and chronic pancreatitis on the association between type 2 diabetes and pancreatic cancer risk. Diabetes Obes Metab 14: 1123-1128, 2012.
38) Kudo Y, Kamisawa T, Anjiki H, et al.: Incidence of and risk factors for developing pancreatic cancer in patients with chronic pancreatitis. Hepatogastroenterology 58: 609-611, 2011.
39) McIntyre K: Gender and survival in cystic fibrosis. Curr Opin Pulm Med 19: 692-697, 2013.
40) Nakano E, Masamune A, Niihori T, et al.: Targeted next-generation sequencing effectively analyzed the cystic fibrosis transmembrane conductance regulator gene in pancreatitis. Dig Dis Sci 60: 1297-1307, 2015.

* * *

特集

胆膵疾患と性差医学

性差による臨床像の差違
―自己免疫性膵炎―

田原　純子[1]・清水　京子[1]

要約：自己免疫性膵炎は中高齢男性に多い自己免疫機序の関与した膵炎である．膵腫大や膵管狭細像などの特徴を有する．自己免疫性膵炎の診断基準により，膵腫大や高 IgG4 血症を認め lymphoplasmacytic sclerosing pancreatitis（LPSP）を有する type 1 は中高齢男性に多く，一方 type 2 では比較的若年発症で性差は認められないという特徴がある．また，膵外病変においても性差が認められ，硬化性胆管炎や後腹膜線維症は男性に多く，硬化性唾液腺炎では性差は認めない．

Key words：自己免疫性膵炎，性差，膵外病変

はじめに

自己免疫性膵炎（autoimmune pancreatitis：AIP）は，膵のびまん性腫大と膵管狭細像を特徴とする膵炎で，1995 年に Yoshida ら[1]によって本邦より発信された疾患概念である．一般的に自己免疫疾患は女性に多い傾向があるが，本症は中高年男性に好発する特徴を認める．また本症は IgG4 関連疾患（IgG4-related disease：IgG4-RD）の膵病変と考えられており，膵外病変の種類によっても性差的特徴が認められる[2,3]．

I．疾患概念

自己免疫性膵炎は 1961 年に Sarles ら[4]により高γグロブリン血症を呈する自己免疫機序の関与が考えられる膵炎として報告され，1995 年 Yoshida ら[1]により本邦から世界に発信された疾患概念である．2002 年に日本膵臓学会から最初の診断基準が制定され[5]，ERCP による膵管狭細像と膵腫大が必須条件で，その他血清学的所見と組織所見の 2 項目以上を満たすものを自己免疫性膵炎と診断した．その後 2006 年に診断基準が改訂され[6]，2011 年に国際コンセンサス診断基準（International Consensus Diagnostic Criteria：ICDC）が発表された（表1）．しかし ICDC が煩雑なため[7]，本邦の実状に即した改訂がなされ，現在の自己免疫性膵炎臨床診断基準 2011 に至った（表2）[8]．今までの診断基準との大きな違いは type 1 AIP と type 2 AIP の二つの異なる病型に分けられたことである．それぞれに組織像や臨床像が異なり，type 2 AIP では type 1 AIP と比べ若年に多く，性差はない．欧米に多く，地域性の違いも認められる．

II．頻　　度

第 3 回全国調査における自己免疫性膵炎の年間受療者数は 5,745 人であり，罹患率は人口 10 万人あたり 1.4 人と推定されている[9]．さらに発症頻度は約 75％ が男性であり，好発年齢は男女とも 60〜75 歳の範囲に多く，平均年齢は 66.3±11.5 歳であった．

III．臨床所見

自己免疫性膵炎は一般的に強い腹痛発作は認めず症状は軽度であり，腹痛や背部痛を認めないことも多

Gender Difference in Autoimmune Pancreatitis
Junko Tahara et al
1) 東京女子医科大学消化器内科（〒162-8666 新宿区河田町 8-1）

表 1 Diagnosis of Definitive and probable Type 1 AIP Using ICDC（文献7より引用）

Criterion I. Imaging (both required)
 1. Imaging of pancreatic parenchyma；
    Diffusely/segmentally/focally enlarged gland, occasionally with mass and/or hypoattenuation rim
 2. Imaging of pancreaticobiliary ducts；
    Diffuse/segmental/focal pancreatic ductal narrowing, often with the stenosis of bile duct
Criterion II. Serology (One required)
 1. Elevated level of serum IgG or IgG4
 2. Detected autoantibodies
Criterion III. Histopathology of pancreatic biopsy lesion
  Lymphoplasmacytic infiltration in fibrosis, common with abundant IgG4-positive cell infiltration AIP should be diagnosed when criterion I and one of the other two above criteria are satisfied, or when the histology shows the presence of lymphoplasmacytic sclerosing pancreatitis in the resected pancreas.
 Optional criterion：Response to Steroid therapy Diagnostic trials of steroid therapy could be conducted carefully by pancreatologists and only in patients fulfilling criterion I alone with negative work-up results for pancreatobiliary cancer.

い。多くは膵内胆管の狭窄による閉塞性黄疸で発見され，ビリルビンや肝胆道系酵素の上昇で発見されたり，内分泌機能の低下による糖尿病の発症で受診することがある。血液検査所見では血清IgGや血清IgG4の上昇，抗核抗体，リウマトイド因子の陽性を認めることが多い[10]。またアレルギー機序の関与も考えられており，血清IgEの上昇も認めることがある。

IV. 診　断

我が国における自己免疫性膵炎の多くはIgG4関連の膵病変であり，膵のびまん性あるいは限局性腫大とともに，血清IgG4高値を呈する。2002年に日本膵臓学会より自己免疫膵炎臨床診断基準を提唱し[5]，その後改訂された診断基準2006[6]やアジア基準を経て[11]，現在では2011年に報告されたInternational Consensus Diagnosis Criteria（ICDC）が基盤となっている（表1）[7]。ICDCではtype 1とtype 2に病型が分けられ，病理組織学的な特徴の違いをもつ。type 1 AIPは膵管周囲のリンパ球や形質細胞の浸潤や花筵状線維化，閉塞性静脈炎を特徴とするlymphoplasmacytic sclerosing pancreatitis（LSP）を認める[12]。一方type 2 AIPは好中球の膵管壁への浸潤を認めるidiopathic duct-centric chronic pancreatitis（IDCP）やgranulocytic epithelial lesion（GEL）を特徴としている[13]。AIPはアジア諸国と欧米でtypeの分布の偏りがあり本邦ではtype 1 AIPが多く，中高年男性に多く認められる。一方欧米ではtype 2 AIPが多く，type 2 AIPは比較的若年で認められtype 1 AIPより男性の比率は低く，性差は認めない。このようにICDCによりtype分類が可能になったが，一般診療医が使用するにはやや煩雑であったため，ICDCを基盤に本邦の実状に沿った自己免疫性膵炎臨床診断基準2011が提唱された（表2）[8]。

V. 膵外病変

自己免疫性膵炎はIgG4関連疾患の膵病変であり，そのほか硬化性唾液腺炎，硬化性胆管炎，後腹膜線維症，間質性肺炎など全身にさまざまな炎症病変を呈する。頻度の高い膵外病変の一つとして胆管病変があるが，多彩な胆管狭窄像を呈する[14]。肝内胆管から肝門部胆管の狭窄では原発性硬化性胆管炎（PSC）や肝門部胆管癌との鑑別が，下部胆管の狭窄では胆管癌との鑑別が必要である[15]。また，IgG4関連硬化性胆管炎ではPSCに比べ男性に多く，また再燃率が高く，ステロイドによる効果や予後が異なる。硬化性唾液腺炎は当初シェーグレン症候群の亜型と考えられていたが，血清SS-A抗体や，SS-B抗体が陰性であり，ステロイドが奏効することから別の病態と認識された[16]。身体所見として診断しやすいため，自己免疫性膵炎患者では顎下腺の触診は重要である。シェーグレン症候群は中高年女性に多い一方で，硬化性唾液腺炎の性差はほぼ同等である。また硬化性唾液腺炎のステロイド治療再燃率は低く，予後はよい。IgG4関連後腹膜線維症は尿管周囲や大動脈周囲の軟部腫瘤として捉えられ，尿管周囲に病変の広がりが認められる場合，尿管狭窄により水腎症や腎不全などが生じることがある[17]。原発性後腹膜線維症は2：1で男性に多くIgG4関連後腹膜線維症と類似し，年齢分布は男性で50歳代に，女性では比較的均一な分布となっている。

表2 自己免疫性膵炎臨床診断基準2011（文献8より引用）

【診断基準】
A．診断項目
  I．膵腫大：
    a．びまん性腫大（diffuse）
    b．限局性腫大（segmental/focal）
  II．主膵管の不整狭細像：ERP
  III．血清学的所見
    高IgG4血症（≧135 mg/dl）
  IV．病理所見：以下の①〜④の所見のうち,
    a．3つ以上を認める。
    b．2つを認める。
    ①高度のリンパ球, 形質細胞の浸潤と, 線維化
    ②強拡1視野当たり10個を超えるIgG4陽性形質細胞浸潤
    ③花筵状線維化（storiform fibrosis）
    ④閉塞性静脈炎（obliterative phlebitis）
  V．膵外病変：硬化性胆管炎, 硬化性涙腺炎・唾液腺炎, 後腹膜線維症
    a．臨床的病変
      臨床所見および画像所見において, 膵外胆管の硬化性胆管炎, 硬化性涙腺炎・唾液腺炎（Mikulicz病）あるいは後腹膜線維症と診断できる。
    b．病理学的病変
      硬化性胆管炎, 硬化性涙腺炎・唾液腺炎, 後腹膜線維症の特徴的な病理所見を認める。
＜オプション＞ステロイド治療の効果
  専門施設においては, 膵癌や胆管癌を除外後に, ステロイドによる治療効果を診断項目に含むこともできる。悪性疾患の鑑別が難しい場合は超音波内視鏡下穿刺吸引（EUS-FNA）細胞診まで行っておくことが望ましいが, 病理学的な悪性腫瘍の除外診断なく, ステロイド投与による安易な治療的診断は避けるべきである。
B．診　　断
  I．確診
    ①びまん型
      Ia＋＜III/IVb/V（a/b）＞
    ②限局型
      Ib＋II＋＜III/IVb/V（a/b）＞の2つ以上
      または
      Ib＋II＋＜III/IVb/V（a/b）＞＋オプション
    ③病理組織学的確診
      IVa
  II．準確診
    限局型：Ib＋II＋＜III/IVb/V（a/b）＞
  III．疑診*
    びまん型：Ia＋II＋オプション
    限局型：Ib＋II＋オプション

*疑診：わが国では極めてまれな2型の可能性もある。

日本膵臓学会・厚生労働省難治性膵疾患に関する調査研究班より

VI．治　療

　自己免疫性膵炎はステロイドに奏効することが知られている。しかし, 一部では自然寛解例があるため, 無症状の患者では経過観察を行う場合もある。AIPの治療について, 本邦ではステロイド治療が基本的であり, 初期治療として経口プレドニゾロン0.6 mg/kg/日から投与し, 1〜2週間ごとに5 mgずつ漸減していく。5 mg/日程度で維持療法を行うことが多く, Kamisawaら[18]の報告では3年以上の維持療法の継続が再燃率を低下させると報告している。このため, 我が国では一定期間の維持療法を行うことが多いが, 海外ではステロイド治療に対する反応性が悪い症例に対し, 免疫抑制剤や生物学的製剤の投与も行われている[19,20]。しかし, ステロイド長期投与, 免疫抑制剤や生物学的製剤には重篤な副作用もあるため, 適応や安全性について検討の必要がある。また, type 2 AIPは若年発症であるため, 女性の場合ステロイドによる痤瘡や満月様顔貌などの容姿の問題や妊娠との関係性が懸念される。ステロイド使用量が多い場合, 早産や低出生体重児, 妊娠高血圧症候群などの妊娠合併症のリスクが高くなるため, 妊娠中のステロイド量に注意が必要である。

おわりに

　自己免疫性膵炎において, typeや膵外病変により性差的特徴が認められ, とくにtype 2では若年患者が多い傾向があるため, ステロイド治療に留意する必要があると考えられる。

参 考 文 献

1) Yoshida K, Toki F, Takeuchi T, et al. : Chronic pancreatitis caused by an autoimmune abnormality. Proposal of the concept of autoimmune pancreatitis. Dig Dis Sci **40** : 1561-1568, 1995.
2) Kamisawa T, Funata N, Hayashi Y, et al. : A new clinicopathological entity of IgG4-related autoimmune disease. J Gastroenterol **38** : 982-984, 2003.
3) Kamisawa T, Okazaki K : Diagnosis and Treatment of IgG4-related disease. Curr Top Micribiol Immunol **401** : 19-33, 2017.
4) Sarles H, Sarles JC, Muratore R, et al. : Chronic inflammatory sclerosis of the pancreas-an autonomous pancreatic disease? Am J Dig Dis **6** : 688-698, 1961.
5) 日本膵臓学会：日本膵臓学会自己免疫性膵炎診断基準2002年．膵臓 **17**：585-587，2002.
6) 厚生労働省難治性膵疾患調査研究班・日本膵臓学会：自己免疫性膵炎臨床診断基準2006．膵臓 **21**：395-387，2006.
7) Shimosegawa T, Chari ST, Frulloni L, et al. : International consensus diagnostic criteria for autoimmune pancreatitis : Guidelines of the international association of pancreatology. Pancreas **40** : 352-358, 2011.
8) 日本膵臓学会・厚生労働省難治性膵疾患に関する調査研究班：自己免疫性膵炎臨床診断基準2011．膵臓 **27**：17-25，2012.
9) 下瀬川徹：自己免疫性膵炎の実態調査（第3回全国調査）．厚生労働省難治性膵疾患に関する調査研究班．平成24年度総括・分担研究報告．273-276，2013.
10) Hamano H, Kawa S, Horiuchi A, et al. : High serum IgG4 concentration in patients with sclerosing pancreatitis. N Engl J Med **344** : 732-738, 2001.
11) Otsuki M, Chung JB, Okazaki K, et al. : Asian diagnostic criteria for autoimmune pancreatitis : consensus of the Japan-Korea Symposium on Autoimmune Pancreatitis. J Gastroenterol **43** : 403-408, 2008.
12) Zhang L, Notohara K, Levy MJ, et al. : IgG4-positive plasma cell infiltration in the diagnosis of autoimmune pancreatitis. Mod Pathol **2** : 23-28, 2007.
13) Notohara K, Burgart LJ, Yadav D, et al. : Idiopathic chronic pancreatitis with periductal lymphoplasmacytic infiltration : clinicopathologic features of 35 cases. Am J Surg Pathol **27** : 1119-1127, 2003.
14) Nakazawa T, Ohara H, Sano H, et al. : Schematic classification of sclerosing cholangitis with autoimmune pancreatitis by cholangiography. Pancreas **32** : 229, 2006.
15) 厚生労働省IgG4関連全身硬化性疾患の診断法の確率と治療方法の開発に関する研究班，厚生労働省難治性の胆道疾患に関する調査研究班，日本胆道学会：IgG4関連硬化性胆管炎臨床診断基準2012．胆道 **26**：59-63，2012.
16) Kamisawa T, Nakajima H, Hishima T : Close correlation between chronic sclerosing sialadenitis and immunoglobulin G4. Intern Med J **36** : 527-529, 2006.
17) Chiba K, Kamisawa T, Tabata T, et al. : Clinical features of 10 patients with IgG4-related retroperitoneal fibrosis. Intern Med **52** : 1545-1551, 2013.
18) Kamisawa T, Okazaki K, Kawa S, et al. : Amendment of the Japanese Consensus Guideline for Autoimmune Pancreatitis, 2013Ⅲ. J Gastroenterol **49** : 961-970, 2014.
19) Kubota K, Kamisawa T, Okazaki K, et al. : Low-dose maintenance steroid treatment could reduce the relapse rate in patients with type 1 autoimmune pancreatitis : a long-term Japanese multicenter analysis of 510 patients. J Gastroenterol **52** : 955-964, 2017.
20) Carruthers MN, Topazian MD, Khosroshahi A, et al. : Rituximab for IgG4-related disease : a prospective, open-label trial. Ann Rheum Dis **74** : 1171-1177, 2015.

* * *

特集

胆膵疾患と性差医学

性差による臨床像の差違
—膵粘液性囊胞腫瘍（MCN）—

鈴木　　裕[1]・金　　翔哲[1]・百瀬　博一[1]・松木　亮太[1]・小暮　正晴[1]・横山　政明[1]
松岡　弘芳[1]・正木　忠彦[1]・森　　俊幸[1]・阿部　展次[1]・杉山　政則[1]

　要約：MCN は線維性被膜を有する球形の単房性・多房性腫瘍であり，病理組織学的にはエストロゲン・レセプターやプロゲステロン・レセプターに発現陽性となる卵巣様間質が特徴である。その発生に関しては，①内胚葉由来上皮の幼若な間質が女性ホルモンの刺激に反応して増殖し囊胞を形成するという原始間葉系幹細胞説，②生殖腺左原基と背側膵原基が発生段階で side by side に位置し，原始卵胞細胞が膵内に組み込まれる迷入説，③散布された性索間質性の過誤腫としての説が提唱されている。しかし，正確な MCN 発生のメカニズムは依然証明されていない。その患者のほとんどが女性であり，膵体尾部に好発する。悪性例でも完全摘除されれば予後も良好である。しかし，0〜8.5％とわずかながら男性例も確認されているが，その臨床病理像は女性例とほぼ同様である。男性でも 40〜50 歳代の膵体尾部に発生する球形の囊胞性病変であれば，MCN も鑑別診断の一つにあげるべきと考える。

　Key words：膵粘液性囊胞腫瘍（MCN），発生機序，男性例

はじめに

　膵粘液性囊胞腫瘍（mucinous cystic neoplasm of the pancreas：MCN）は 1978 年に Compagno ら[1]によってはじめて報告された。膵外分泌腫瘍の約 2％を占める比較的まれな腫瘍であり[2]，そのほとんどが女性であるという特徴をもつ。今回，MCN における性差による臨床病理像の差違について概説する。

Ⅰ．MCN の臨床病理像

　MCN は線維性被膜を有する球形の単房性・多房性腫瘍であり，その患者のほとんどが女性である。また，病理組織学的には，円柱状・粘液産生上皮より形成された囊胞性腫瘍で卵巣様間質は紡錘形の細胞が密に集合した卵巣の間質に類似した組織であり，免疫組織学的にエストロゲン・レセプター（estrogen receptor：ER）やプロゲステロン・レセプター（progesterone receptor：PgR），インヒビン-α，ビメンチンなどに陽性となる。これらの特徴から，MCN はその発生に関して女性性腺ホルモンの関与が示唆されている。

Ⅱ．MCN の発生

　MCN の発生については，いくつかの説が提唱されている。もっとも支持されているのは，胎生 4〜5 週の時点で生殖腺左原基と背側膵原基が発生段階で side by side に位置し，腸回転により腹側膵と背側膵が癒合する際に原始卵胞細胞が膵内に迷入し組み込まれるという説である（図1）[3]。そのほかにも，内胚葉由来上皮の幼若な間質が女性ホルモンの刺激に反応して増殖し囊胞を形成するという原始間葉系幹細胞説[3]や，散布された性索間質性の過誤腫としての説[4]が提唱されている。しかし，現時点では MCN の起源は解明さ

Difference of the Clinicopathological Features of MCN Between Male and Female Patients
Yutaka Suzuki et al
1) 杏林大学医学部外科（〒181-8611 三鷹市新川 6-20-2）

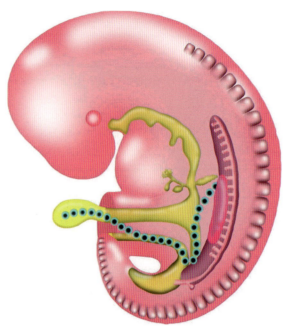

図1 MCNの起源（迷入説）
原始卵胞細胞が胎生4～5週の時点で膵内に迷入し，組み込まれる。

れていない。

粘液性嚢胞腫瘍は，全卵巣腫瘍の12～25％と卵巣にも好発する。両者は組織像においても，腫瘍細胞・間質細胞ともに同様な所見を呈する（図2）。教室では膵MCNと卵巣MCNとの異同を免疫組織学的に検討した[5]。両者ともER，PgRだけでなくインヒビン-αが間質細胞に強く発現し，通常型膵癌や正常膵管とは有意差をもって異なることを報告した[5]。この結果からも膵MCNが卵巣MCNに類似した特徴を有した腫瘍であり，通常型膵癌と正常膵組織とは異なることを証明した。

このように，卵巣MCNとの類似性や女性性腺ホルモンの発現は，膵MCNがほとんど女性に発生する根拠になりうると思われる。

III．MCNの疫学

本邦における大規模な全国症例調査は2004年にはじめて日本膵臓学会によって行われた[6]。98施設から179例のMCNを集積し解析された。平均年齢は56歳で全例女性であった。腫瘍占拠部位は72％が体尾部であり，19％が頭部であった。有症状例は44％であり，その多くは腹痛と腫瘤触知であった。平均腫瘍径は59 mmであり，75％に線維性被膜を認め悪性例は31％であった。また，卵巣様間質を認めたのは42％にとどまった。5年生存率は腺腫から微小浸潤癌までは100％

であったが，浸潤癌は37.5％と予後不良であった。当時はMCNの診断基準がいまだ明確になっていなく，IPMNや通常型膵癌などの他の膵腫瘍が含まれてしまった影響があったことによると思われた。

しかしながら，MCNは本当に予後不良なのか，という疑問に対し，日本膵臓学会がワーキンググループを組織し，多施設調査を行い，卵巣様間質を伴うMCNを20施設から156例を集積し2011年に報告した[7]。平均年齢は48歳であり，有症状例は49％，平均腫瘍径は65 mmであった。153例が女性例であったのに対し，ホルモンレセプター陽性の卵巣様間質を伴う3例の男性例を認めた。腫瘍の主座は腸間膜回転異常の1例を除いて，155例（99％）は体尾部であった。術後長期成績は浸潤癌でも5年生存率が62.5％と予後良好な腫瘍であることがわかった。

IV．男性例

MCNの男性例はおよそ0～8.5％とわずかながら確認されている[7～10]。臨床病理像が確認できる，卵巣様間質を有するMCNの報告は過去に15例あり，平均年齢は49歳であった。平均腫瘍径は45 mmであり，腫瘍占拠部位はすべて体尾部であった（表1）。臨床症状については，記載のなかった4例を除くと有症状例は5例（45％）であり腹痛が3例と最多であった。ほとんどが女性であった本邦での過去の全国多施設調査と比較すると，年齢，腫瘍径，有症状率などの臨床病理像は同様であった（表2）。

術前診断としては，記載のなかった5例を除くと，分枝型IPMNと考えられた症例が5例（10％）と最多であった。MCNと診断されたのは1例のみであり，しかもリンパ上皮性嚢胞も考慮されているため，男性例の術前診断は女性例以上に困難であると思われた。

病理組織診断は14例（93％）が腺腫であり，腺癌は1例のみ（7％）であった。性別で検討した報告では，女性においては悪性が11～17％であったのに対し，男性は0～25％であり，性別による良悪性の差は認めなかった[8～10]。

おわりに

MCNにおける性差の相違について概説した。MCNのほとんどは女性に発生する。しかし，わずかではあるが男性にも発生することがある。性別における臨床病理学的特徴は差を認めず，男性でも40～50歳代の膵体尾部に発生する球形の嚢胞性病変であれば，MCN

表 1 MCN 男性例の臨床病理像

著者	報告年	年齢	部位	腫瘍径（mm）	臨床症状	術前診断	術式	組織型
Wouters[11]	1998	43	尾部	40	腹痛，体重減少	仮性嚢胞	SPDP	腺腫
Reddy[12]	2004	―	―	―	―	―	―	腺腫
一二三[13]	2005	73	尾部	60	無症状	Epidermoid cyst	DP	腺腫
Suzuki[14]	2005	25	尾部	50	腹痛	分枝型 IPMN	DP	腺腫
Goh[15]	2005	28	体尾部	40	腹痛，体重減少	膵癌の嚢胞変性	SPDP	腺腫
Tokuyama[16]	2011	39	尾部	63	背部痛	分枝型 IPMN	DP	腺腫
Yamao[7]	2011	26	体尾部	―	―	―	DP	微小浸潤癌
		36	体尾部	―	―	―	DP	腺腫
		72	体尾部	―	―	―	DP	腺腫
Casadei[17]	2012	65	体尾部	49	無症状	分枝型 IPMN	DP	腺腫
Fallahzadeh[18]	2014	48	尾部	47	無症状	嚢胞性腫瘍の悪性化	DP	腺腫
Park[19]	2014	55	体部	30	食思不振	―	CP	腺腫
小川[20]	2016	52	体部	35	無症状	分枝型 IPMN	核出術	腺腫
Tamura[21]	2017	50	尾部	51	無症状	分枝型 IPMN	DP	腺腫
		73	尾部	25	無症状	リンパ上皮性嚢胞，MCN	SPDP	腺腫

DP：distal pancreatectomy, SPDP：spleen preserving distal pancreatectomy, CP：central pancreatectomy

表 2 男性例（15 例）と過去の全国多施設調査との比較

	男性例（表1より）	Suzuki ら	Yamao ら
報告年		2004 年	2011 年
症例数	15 例	179 例	156 例
女性例	0%	100%	98%
平均年齢	49 歳	56 歳	48 歳
膵体尾部	100%	72%	99%
平均腫瘍径	45 mm	59 mm	65 mm
有症状率	45%	44%	49%
卵巣様間質	100%	42%	100%
腺癌	7%	31%	17%

も鑑別診断の一つにあげるべきと考える。

参考文献

1) Compagno J, Oertel JE：Mucinous cystic neoplasms of the pancreas with overt and latent malignancy (cystadenocarcinoma and cystadenoma). A clinicopathologic study of 41 cases. Am J Clin Pathol 69：573-580, 1978.

2) Solcia E, Capella C, Loppel G, et al.：Tumor of the pancreas. Atlas of tumor pathology. 3rd. series, Fascicle 20. Armed Forces Institute of Pathology, Washington DC, 1997.

3) Zamboni G, Scarpa A, Bogina G, et al.：Mucinous cystic tumor of the pancreas. Am J Surg Pathol 23：410-422, 1999.

4) Ridder GJ, Mascheck H, Flemming P, et al.：Ovarian-like stroma in and invasive mucinous cystadenocarcinoma of the pancreas positive for inhibin. A hint concerning its possible histogenesis. Virchows Arch 432：451-454, 1998.

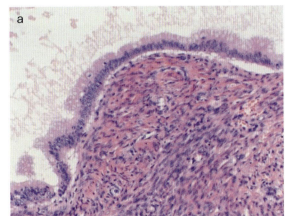
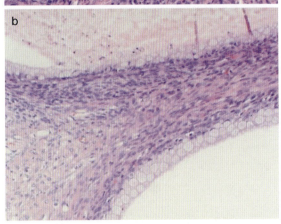

図 2 膵 MCN（a）と卵巣 MCN（b）（HE 染色）
両腫瘍とも粘液産生性の円柱状の腫瘍細胞に裏打ちされ，間葉性間質に支持されている。

5) Suzuki Y, Sugiyama M, Abe N, et al.：Immunohistochemical similarities between pancreatic mucinous cystic tumor and ovarian mucinous cystic tumor. Pancreas 36：e40-e46, 2008.

6) Suzuki Y, Atomi Y, Sugiyama M, et al.：Cystic neo-

plasm of the pancreas : a Japanese multiinstitutional study of intraductal papillary mucinous tumor and mucinous cystic tumor. Pancreas 28 : 241-246, 2004.

7) Yamao K, Yanagisawa A, Takahashi K, et al. : Clinicopathological features and prognosis of mucinous cystic neoplasm with ovarian-type stroma : a multi-institutional study of the Japan pancreas society. Pancreas 40 : 67-71, 2011.

8) Jang KT, Park SM, Basturk O, et al. : Clinicopathologic chalacteristics of 29 invasive carcinomas arising in 178 pancreatic mucinous cystic neoplasms with ovarian-tyoe stroma : implications for management and prognosis. Am J Surg Pathol 39 : 179-187, 2015.

9) Gil E, Choi SH, Choi DW, et al. : Mucinous cystic neoplasms of the pancreas with ovarian stroma. ANZ J Surg 83 : 985-990, 2013.

10) Crippa S, Salvia R, Warshaw AL, et al. : Mucinous cystic neoplasm of the pancreas is not an aggressive entity : lessons from 163 resected patients. Ann Surg 247 : 571-579, 2008.

11) Wouters K, Ectors N, Van Steenbergen W, et al. : pancreatic mucinous cystadenoma in man with mesenchymal stroma, expressing estrogen and progesterone receptors. Virchows Arch 432 : 187-189, 1998.

12) Reddy RP, Smyrk TC, Zapiach M, et al. : Pancreatic mucinous cystic neoplasm defined by ovarian stroma : demographics, clinical features, and prevalence of cancer. Clin Gastroenterol Hepatol 2 : 1026-1031, 2004.

13) 一二三倫郎, 福田精二, 山根隆明, ほか：男性の膵尾部に発生した膵粘液性囊胞腺腫の1例. 日消誌 102：1188-1193, 2005.

14) Suzuki M, Fujita N, Onodera H, et al. : Mucinous cystic neoplasm in a young male patient. J Gastroenterol 40 : 1070-1074, 2005.

15) Goh BK, Tan YM, Kumarasinghe MP, et al. : Mucinous cystic tumor of the pancreas with ovarian-like mesenchymal stroma in a male patient. Dig Dis Sci 50 : 2170-2177, 2005.

16) Tokuyama Y, Osada S, Sanada Y, et al. : Mucinous cystic neoplasm of the pancreas in a male patient. Rare Tumors 3 : e14, 2011.

17) Casadei R, Pezzilli R, Calculli L, et al. : Pancreatic mucinous cystic neoplasm in a male patient. JOP 13 : 687-689, 2012.

18) Fallahzadeh MK, Zibari GB, Wellman G, et al. : Cystic neoplasm of pancreas in a male patient : a case report and review of the literature. J La State Med Soc 166 : 67-69, 2014.

19) Park JW, Jang JY, Kang MJ, et al. : Mucinous cystic neoplasm of the pancreas : is surgical resection recommended for all surgically fit patients? Pancreatology 14 : 131-136, 2014.

20) 小川智也, 東　祐圭, 和田浩典, ほか：男性に発症した膵粘液性囊胞腫瘍（MCN）の1例. 京都第二赤十字病医誌 37：39-43, 2016.

21) Tamura S, Yamamoto H, Ushida S, et al. : Mucinous cystic neoplasms in male patients : two cases. Rare Tumors 9 : 93-95, 2017.

*　　*　　*

特集

胆膵疾患と性差医学

性差による臨床像の差違
―膵漿液性嚢胞腫瘍(SCN)―

渡邊 利広[1]・木村 理[1]

要約:Serous cystic neoplasms(SCN)の約3/4が女性である。切除例は有症状で腫瘍径も大きいという特徴があり,大きいものは腫瘍増大率も高いため手術適応として妥当であろうと思われる。SCNの悪性例はまれであるが,本邦集計で術前正診率は61%であり,鑑別診断困難な腫瘍であることも考慮する必要がある。SCNの性差による臨床像の相違を示した報告は,性差がないことも含めてほぼ認めず,今後の課題と思われた。

Key words:serous cystic neoplasms of the pancreas,手術適応,鑑別診断,性差

はじめに

Serous cystic neoplasms(SCN)はCompagnoら[1]とHodgkinsonら[2]が1978年に最初に提唱し,膵腫瘍全体の1~2%と比較的まれな膵嚢胞性腫瘍である。Glycogenに富む淡明な細胞で構成される小型の嚢胞が蜂巣状(honeycomb appearance)に集簇する(microcystic)特徴的な肉眼形態を示すものがもっとも多いが,variantとして比較的大きな嚢胞で構成されるmacrocystic type,この二つの構成が混合するmixed typeと画像や肉眼的に嚢胞成分を確認しがたいsolid typeに分けられる(図1)[3,4]。SCNは男性より女性に多く認められる腫瘍である。今回,SCNの臨床像と性差についてまとめたので報告する。

I. SCNの臨床像

SCNを集計した代表的な報告をもとにSCNの臨床的特徴を表1に示した[3,5~11]。

平均年齢は60歳前後であり,女性が75%前後を占めていた。

もっとも頻度が高い症状は腹痛であり,その他,腫瘤触知,体重減少,消化器症状,糖尿病,黄疸,急性膵炎などが数%に認められている。

腫瘍発生部位には明らかな差は認められていないが,膵体尾部に多い傾向がある。膵全体に及ぶものが数%に認められている。

平均腫瘍径は3.1~5.1 cmと報告されているが,Kimuraら[3]は,経過観察例に比し切除例は有意に腫瘍径が大きいと報告している。その後の23の国,71施設から2,622例を集めたmultinational study[10]でも,手術施行例は経過観察例よりも有意に腫瘍径が大きく同様の結果であった。

腫瘍径と症状の関係に関しては,Tsengら[7]は,4 cm以上の症例は有意に有症状が多いと報告している。Multinational studyでも1年以内の早期に手術を施行した症例はそれ以降に手術したあるいは保存的にみた症例より有意に有症状例が多かったと報告している[10]。

腫瘍径の変化に関しては,これまでもわれわれは4 cm以上の症例は間質や神経への浸潤を示す可能性や,強固な癒着を伴うため拡大手術が必要になることがあること,肝転移例は,4 cm未満にはないが4 cmを超える例に認めたことなどから,4 cm以上を手術適応にすることは妥当であると報告してきた[12~14]。さらに,Tsengら[7]は,4 cm以上の症例は有意に腫瘍増大率が高いと報告しており,multinational studyでも同様の

Gender Difference in Serous Cystic Neoplasms of the Pancreas
Toshihiro Watanabe et al
1) 山形大学大学院医学系研究科外科学第一講座
(〒990-9585 山形市飯田西2-2-2)

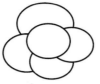

Microcystic type　　Macrocystic type　　Mixed type　　Solid type

【定義】
Microcystic type：1cm以下の囊胞の集簇
Macrocystic type：1cm以上の囊胞の集簇
Mixed type：1cm以下と1cm以上の囊胞の混在
Solid type：画像または肉眼で囊胞構造を認識しがたいもの

図1　SCNのsubtype（文献3より引用）

表1　SCNの特徴（文献11より引用改変）

著者	France Le Borgne[5]	Italy Bassi[6]	Massa- chusetts Tseng[7]	Johns Hopkins Galanis[8]	Korea Lee[9]		Japan Kimura[3]		multinational Jais[10]
報告年	1999	2003	2005	2007	2008		2012		2016
症例数	170	100	106	158	53	172	82	90	2,622
対象症例	144例切除	68例切除	86例切除	切除例	切除例		経過観察例	切除例	1,590例切除
性別　男性	14%	13%	24.5%	25%	29%	29%	35%	23%	26%
女性	86%	87%	75.5%	75%	71%	71%	65%	77%	74%
平均年齢（歳）	56.6	52.1	61.5	62.1	50	61	65	58	58
有症状例　合計	68%	44%	53%	64%	42.3%	20%	5%	33%	39%
腹痛	48%	33%	25%	47%	48%	12%	2%	19%	27%
腫瘤触知	15%	−	10%	−	1.9%	2%	0%	3%	
体重減少	3%	6%	6%	14%	dyspepsia 5.8%	−	−	−	others 4%
嘔気，嘔吐	−	−	−	6%		1%	0%	2%	
消化管出血	−	−	−	2%	−	1%	0%	1%	
糖尿病	5%	−	−	−	−	2%	0%	3%	5%
黄疸	5%	1%	7%	4%	3.8%	1%	0%	1%	胆膵症状9%
急性膵炎	1%	−	1%	−	−	4%	2%	2%	
平均腫瘍径（cm）	4.9（2〜22）	−	4.9±3.1	5.1±3.7	4.18	4.1±2.8	3.7±2.8	4.4±2.7	3.1
腫瘍局在　頭部	38%	31%	44%	42%	37.5%	39%	41%	37%	40%
体部	61%	27%	56%	48%	62.5%	35%	32%	38%	34%
尾部	−	25%				22%	22%	22%	26%
膵全体	1%	峡部14%	−	3%	−	鉤部3%	5%	1%	−
悪性例	0%	0%	0%	2例(1.3%)	0%		2例(1.2%)		3例(0.1%)

結果であった[10]。また経過観察例では初診時腫瘍径と腫瘍増大率に相関を認めている。

肉眼形態別の発生頻度を表2に示す。本邦集計結果[3]とmultinational study結果[10]では大きな差は認められなかった。もっとも多いのは典型的なhoneycomb appearanceを示すmicrocystic typeであり，次いでmacrocystic type, mixed type, solid typeの順であった。

鑑別診断に関しては本邦で詳しく集計されている[3]。SCNの術前正診率は61%であり，鑑別診断が困難な腫瘍であるといえる。その理由はvariant typeによる。鑑別診断困難な疾患の組み合わせでもっとも多いのは，症例数は少ないがsolid type SCNとislet cell tumorであり，次いでmacrocystic type SCNとIPMN，3番目はmacrocystic type SCNとMCNであった。Leeら[9]は，術前診断の最困難例はunilocular type SCNをMCNと診断したもので66.7%であったとしている。最近のhypervascular solid-appearing SCNs 15例とpNETs 30例を比較した報告[15]では，両者の画像はかなり近似しており，唯一non-enhanced CT，T2強調MRIとADCマップが鑑別診断の助けに

表 2 SCN の subtype 別発生頻度

	microcystic type	macrocystic type	mixed type	solid type
Japan[3]	58.1%	20.3%	16.3%	3.5%
Multinational study[10]	45%	32%	18%	5%

なるとして，鑑別診断の困難さを示している。SCN は手術適応となる他の悪性腫瘍との鑑別診断は困難であるため，症状，mass effects，腫瘍径を考慮して手術適応を決めるべきであると思われる[3]。

悪性 SCN は，本邦では 56 歳女性 microcystic type（230 ヵ月生存中）と 71 歳女性 macrocystic type（26 ヵ月生存中）の肝転移 2 例が報告されており，発生率は 1.2% であった[3]。他には，Galanis らの series で 2/158 例（1.3%）との報告[8]がある。

Multinational study では 3/2,622（0.1%）であり，悪性 SCN の割合は既報告より少なかった[10]。悪性 SCN の 27 例をまとめた最近の systematic review[16] では，平均年齢 68 歳と高齢に多く，平均腫瘍径は 10.2 cm と大きく，13 例（48%）に肝転移を認め，うち 2 例（7%）のみが多臓器転移で現病死したと報告している。SCN の悪性例は世界的にみてもまれであり，原病死までに至る症例は非常にまれであろうと思われる。

II．SCN の性差

2,622 例をまとめた multinational study[10]によると，SCN は 74% が女性であり，その他の報告からも女性に多い腫瘍である。今回のテーマである性差による臨床像の相違を示した報告は，調べた限りではほぼ認められなかった。Tseng ら[7]は，男性 SCN に比し，女性 SCN は平均年齢が有意に若く（59.9 vs. 67.2 歳），腫瘍径が有意に小さい（4.5 vs. 6.3 cm）と報告している。この理由については明らかではないとし，男性の診断が遅いのではないかと考察している。また，症状の有無は男女間で相違はなかったとしている[7]。悪性 SCN では 20/27 例（74%）が女性であり相違はなさそうである[16]。Solid type SCN をまとめた報告[15]では，8/15 例（53%）が女性であり，全体の 152/206（74%）よりも男性の罹患率が多い可能性が示唆された。しかし，solid type の症例数が少ないので明らかとはいえないだろう。

おわりに

これまでの文献から SCN の臨床像をまとめて報告した。SCN は明らかに女性に多い腫瘍であるが，性差による臨床像の相違に関しては，性差がないことも含めて，いまだに十分な evidence はなく，今後の課題であろうと思われる。

参考文献

1) Compagno J, Oertel JE : Microcystic adenomas of the pancreas (glycogen-rich cystadenomas). A clinicopathologic study of 34 cases. Am J Clin Pathol **69** : 289-298, 1978.
2) Hodgkinson DJ, ReMine WH, Welland LH : Pancreatic cystadenoma. A clinicopathologic study of 45 cases. Arch Surg **113** : 512-519, 1978.
3) Kimura W, Moriya T, Hanada K, et al. : Multicenter study of serous cystic neoplasm of the Japan pancreas society. Pancreas **41** : 380-387, 2012.
4) 渡邊利広，木村 理：膵囊胞性腫瘍の全国調査で明らかにされた新知見の要点　SCN 全国集計で何が明らかになったか？　肝胆膵 **63**：771-777，2011．
5) Le Borgne J, de Calan L, Partensky C : Cystadenomas and cystadenocarcinomas of the pancreas : a multiinstitutional retrospective study of 398 cases. French Surgical Association. Ann Surg **230** : 152-161, 1999.
6) Bassi C, Salvia R, Molinari E, et al. : Management of 100 consecutive cases of pancreatic serous cystadenoma : wait for symptoms and see at imaging or vice versa? World J Surg **27** : 319-323, 2003.
7) Tseng JF, Warshaw AL, Sahani DV, et al. : Serous cystadenoma of the pancreas : tumor growth rates and recommendations for treatment. Ann Surg **242** : 413-421, 2005.
8) Galanis C, Zamani A, Cameron JL, et al. : Resected serous cystic neoplasms of the pancreas : a review of 158 patients with recommendations for treatment. J Gastrointest Surg **11** : 820-826, 2007.
9) Lee SE, Kwon Y, Jang JY, et al. : The morphological classification of a serous cystic tumor (SCT) of the pancreas and evaluation of the preoperative diagnostic accuracy of computed tomography. Ann Surg Oncol **15** : 2089-2095, 2008.
10) Jais B, Rebours V, Malleo G, et al. : Serous cystic neoplasm of the pancreas : a multinational study of 2622 patients under the auspices of the International Association of Pancreatology and European Pancreatic Club (European Study Group on Cystic Tumors of the Pancreas). Gut **65** : 305-312, 2016.
11) 木村 理：膵臓病の外科学．南江堂，2017．
12) Kimura W, Makuuchi M : Operative indications for

cystic lesions of the pancreas with malignant potential—Our experience. Hepatogastroenterology **46**: 483-491, 1999.
13) Kimura W : Histology of cystic tumors of the pancreas. In : Beger H, et al, eds. The Pancreas. An Integrated Textbook Basic Science, Medicine and Surgery. 2nd ed. Malden, MA : Blackwell : 893-911, 2008.
14) 渡邊利広, 木村　理：Serous cystic neoplasm. 診断（分類）と治療：外科手術の適応は. 肝胆膵 **61**：367-381, 2010.
15) Park HS, Kim SY, Hong SM, et al. : Hypervascular solid-appearing serous cystic neoplasms of the pancreas : Differential diagnosis with neuroendocrine tumours. Eur Radiol **26** : 1348-1358, 2016.
16) Huh J, Byun JH, Hong SM, et al. : Malignant pancreatic serous cystic neoplasms : systematic review with a new case. BMC Gastroenterol **16** : 97, 2016.

*　　*　　*

特集

胆膵疾患と性差医学

性差による臨床像の差違
―Solid Pseudopapillary Neoplasm(SPN)―

花田　敬士[1]・南　　智之[1]・清水　晃典[1]・丸山　紘嗣[1]・森　　英輝[1]
福原　基允[1]・矢野　成樹[1]・安部　智之[2]・天野　尋陽[2]・米原　修治[3]

要約：Solid pseudopapillary neoplasm(SPN)は従来，女性の膵体尾部にみられる膵腫瘍とされてきたが，近年男性例の報告が増加している。男性例は比較的高齢で，自覚症状に乏しく，腫瘍が小径の傾向があり，中高年例では，中心部に石灰化が目立ち，腫瘍内に囊胞成分が認められない症例の割合が高い傾向がある。囊胞成分に乏しいSPNでは確定診断の目的でEUS-FNAを施行後，HE染色での判定とともに免疫組織染色を行う際，神経内分泌腫瘍のマーカーであるクロモグラニン，シナプトフィジンが一部陽性となる。SPNの診断に有用とされるvimentin，β-cateninなどの染色が省略されると診断を誤る恐れがある。なお，男女間の予後の差には一定の見解がなく，今後の解析が待たれる。男性例のSPNは，従来報告されているSPNとは臨床病理学的に異なる所見を有する可能性があり，今後さらなる検討が必要であろう。

Key words：SPN，性差，男性，EUS-FNA

はじめに

Solid pseudopapillary neoplasm(SPN)は，1959年にFrantzがはじめて報告し[1]，膵腫瘍のうち0.2～2.7％を占める比較的まれな病態である[2]。発生起源はいまだ不明確であり，女性の膵体尾部に好発する低悪性度腫瘍とされ(図1)，外科的切除で良好な予後が期待される[1]。一方，近年各種画像診断法の進歩により，男性の報告例が増加しており，性差による臨床病理学的な特徴に違いがある可能性が指摘されている[3]。本稿では，SPNに関して性別による臨床病理像の比較に関する最近の知見を概説する。

Ⅰ．臨床像

国内における男女を合わせた302例の検討では，平均年齢：29.9歳，平均腫瘍径：7.5 cm，石灰化：33.2％，囊胞成分を有さない腫瘍：4.0％と報告されている[4]。一方，1988年から2016年に本邦で報告されている男性例57例の成績では，平均年齢：43.5歳，平均腫瘍径：6.1 cm，石灰化：47.4％，囊胞成分を伴わない腫瘍：36.8％とされており，男性例は女性例と比較して，腫瘍が小径で，中高年では石灰化が多く，その分布は中心部に目立ち，腫瘍内に囊胞成分が認められない症例(図2)の割合が高い傾向がみられる[5]。また，腫瘍径が2～2.5 cmと比較的小型なSPN 20例の検討から，男性例は女性例より年齢が高い傾向にあり，無症状で発見されることが多く，石灰化や囊胞成分を伴わない症例が多いと報告している[3]。発生部位は，従来膵尾部に多いと認識されてきたが，近年では男性例は30～50％が膵頭部に認めると報告されている[3,6,7]。

Gender Differences in Solid Pseudopapillary Neoplasm of the Pancreas
Keiji Hanada et al
1) JA尾道総合病院消化器内科(〒722-8508 尾道市平原1-10-23)
2) 同　消化器外科
3) 同　病理研究検査科

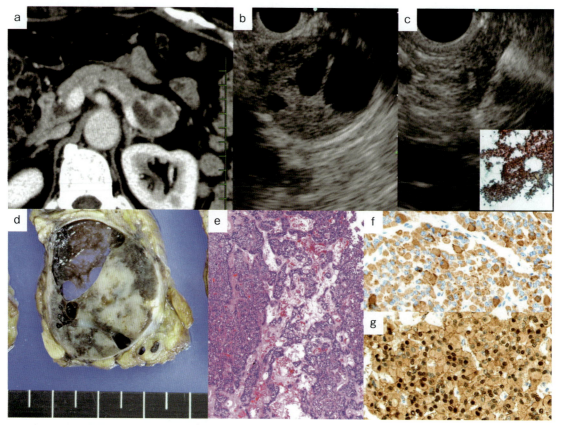

図1 膵尾部SPNの1例（60歳代女性）

造影CT（a）では膵尾部に内部に囊胞成分を有し，良好に造影される類円形の腫瘍性病変を認める。EUS（b）では内部に囊胞成分と充実部分が混在した境界明瞭で低エコーの腫瘍性病変を認め，充実部分からEUS-FNAを施行。細胞診ではSPNが疑われた（c）。肉眼所見（d）では，内部に出血壊死を伴い浸潤性に増殖する腫瘍成分を認めた。組織所見（e）では，充実性の増殖部分や毛細血管からなる間質の周囲に高度の浮腫性変化を伴って，乳頭状に増殖する腫瘍成分を認める。CD10（f），vimentin（g）が陽性でありSPNと最終診断された。

II．画像所見

SPNは一般的に，腫瘍内部の血流は乏しく，漸増型の造影態度を示すことが多い。典型的なSPNは厚い被膜を有し，内部に変性や壊死を高頻度に伴う充実性の腫瘍で，囊胞や出血を伴う場合が多い。このため，とくに大型のSPNでは，CTで充実成分と囊胞成分が混在して認められ，石灰化や不均一に造影される充実成分が腫瘍の辺縁に存在し，厚い被膜を有する腫瘍として認識される。また，MRIでは出血壊死を反映した囊胞部分がT1強調像で高信号，T2強調像では高信号と低信号が混在し，充実部分はT1強調像で低信号，T2強調像で高信号を呈する[8]。

一方，男性例や2cm程度の小型のSPNでは，囊胞成分を伴わないことが多く，充実性腫瘍として画像で認識されることが多い。図3に腫瘍径10mmのSPNの1例を提示する。本例や図2の男性例のように囊胞成分や出血壊死を伴わない小型のSPNでは，造影CTの動脈相ではほとんど造影されず，MRIではT1強調像で低信号，T2強調像で比較的高信号，拡散強調像で高信号を呈することが多く[9]，必ずしも典型的な画像所見を示さないことがあり，診断上注意する必要がある。

III．病理学的診断

各種画像所見で囊胞成分を伴わない膵腫瘍性病変を認めた場合，SPN以外に神経内分泌腫瘍（NEN），腺房細胞癌，microcystic typeの漿液性囊胞腫瘍（SCN）などとの鑑別が問題となる。画像診断のみで鑑別が困難な場合は，より正確な診断を目的として，超音波内視鏡ガイド下穿刺吸引法（EUS-FNA）が適応となる[3,5〜7]。

過去の報告では，SPNにおけるEUS-FNAの正診率は75〜100%と良好である[9,10]。一方，男性例での成績は，女性と比較してやや正診率が低下する可能性も報

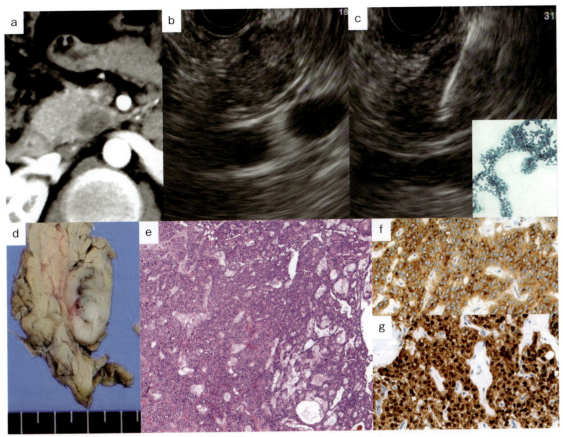

図2 膵頭部SPNの1例（30歳代男性）
造影CTでは膵頭部に動脈相（a）で淡く造影される腫瘍性病変を認める。病変内に囊胞性変化はみられず。EUS（b）では内部がやや低エコーな不整形の腫瘍性病変を認める。EUS-FNA（c）の結果，細胞診ではSPNを疑われた。肉眼所見（d）では，膵頭部に充実性に増殖する腫瘍成分を認める。組織所見（e）では，充実部分や血管性間質を伴って，偽乳頭状に増殖する腫瘍を認める。CD10（f），vimentin（g）が陽性でありSPNと最終診断された。

告されており[3]，注意を要する。また男性例では，女性例と比較して囊胞変性などの典型的な画像所見を呈さない症例が多い傾向にあり，その場合NEN, microcystic typeのSCN, 副脾などとの鑑別が必要となる。EUS-FNAで採取された検体の病理学的な評価はHE染色が基本であるが，前述の鑑別には免疫染色の所見が重要な手がかりとなる。SPNの診断にはvimentin, α-1 antitrypsin, CD10, neuron specific enolase（NSE），CD56, β-cateninなどの発現が鑑別に有用であるが，クロモグラニン，シナプトフィジンも一部陽性となる場合があり，前述の発現の確認を怠ると，NENと診断する危険性がある。EUS-FNAを施行した場合は検体を提出する臨床医と，診断する病理医が画像の情報，採血結果などの臨床情報を十分に共有し，緊密に連携することで，SPNの正診率向上が期待される。一方で，国内では囊胞成分を伴う膵腫瘍に対するEUS-FNAは腹膜播種の危険性があるため，慎重に行うべきとの意見もあり[11]，施行にあたっては十分に他科の医師と協議する必要がある。

IV. SPNの悪性度・亜型・予後について

SPNの生物学的な悪性度は，年齢，腫瘍の発育速度，サイズ，核分裂像数などが注目されているが，それらの所見と臨床的悪性度が一致しない場合もあり，明確な指標は明らかではない[12]。近年SPNのなかで，典型的な囊胞変性をきたさず，病理組織学的所見としては，淡明な細胞集塊が90％以上みられるclear cell variantの報告がみられる[13]。この亜型は男性例が比較的多い可能性があり，男性でSPNが鑑別にあがる場合は本亜型を考慮すべきである[3]。

男女間の悪性度の違いに関しては，男性例では門脈浸潤などの局所浸潤の頻度が多く，より広範に切除マージンを確保すべきとの指摘がある[14]。一方で，男性SPN 41例の検討では，局所再発率が4.9％と低率であり，転移，再発をきたした場合でも追加切除により長期生存が得られているため，男性例により侵襲的な手術は必ずしも必要ないとの見解もある[3]。

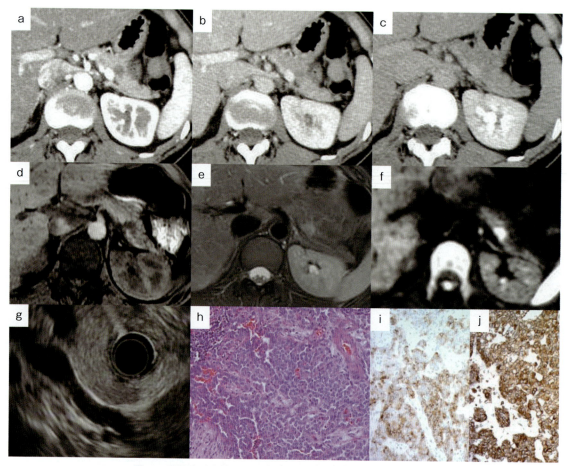

図 3 囊胞成分を伴わない膵体部 SPN の 1 例（50 歳代女性）
造影 CT では膵体部に動脈相（a）で低濃度域を呈し，門脈相（b）から平衡相（c）にかけて等濃度となる 10 mm 大の腫瘍性病変を認める．MRI では T1 強調像（d）で低信号，T2 強調像（e）でやや高信号，拡散強調像で高信号を認める（f）．EUS（g）では内部が均一な低エコー腫瘤を認める．EUS-FNA は施行の希望がなく，術前 NET を強く疑い膵体尾部切除を施行．組織所見（h）では，浸潤性に増殖する腫瘍組織を認め，充実性の増殖部分および乳頭状に増殖する部分が混在していた．CD10（i），vimentin（j）が陽性であり SPN と最終診断された．

一方，近年 aggressive diseases の病態を呈し急速に進行，肝転移などを併発し短期間に死亡した男性 SPN の報告がみられ，転移の頻度，死亡率は男性が高率である可能性が指摘されており[15]，今後さらに多数例の検討が必要であろう．

V．日本膵臓学会の症例集積報告

現在，日本膵臓学会膵囊胞性腫瘍委員会では，国内の評議員所属施設から多数の SPN を集積し，その臨床病理学的特徴を検討した結果を論文化にむけて準備を進めており，この結果の公表が待たれる．

おわりに

SPN に関して男女間の差に焦点をあてて概説した．男性例の SPN は従来報告されている SPN とは臨床病理学的に異なる所見を有する可能性があり，今後さらなる検討が必要である．

参 考 文 献

1) Frantz VK：Tumors of the pancreas. Atlas of tumor pathology 1st series. Fascicles 27 and 28. p32-33. Armed Forces Institute of Pathology. Washington DC, 1959.
2) Crawford BE 2nd：Solid and papillary epithelial neoplasm of the pancreas, diagnosis by cytology. South Med J **91**：973-977, 1998.
3) 秋元　悠，加藤博也，原田　亮，ほか：膵 Solid pseudopapillary neoplasm 20 例の臨床病理学的特徴．膵臓 **31**：135-144, 2016.
4) 吉岡正智，江上　格，前田町太郎，ほか：膵 Solid pseudopapillary tumor の臨床病理学的特徴と外科的治療―本邦報告 302 例と自験例 6 例について．胆と膵 **22**：45-52, 2001.

5) 山本健治郎, 祖父尼 淳, 土屋貴愛, ほか：EUS-FNA が診断に有用であった高齢男性に発症したSolid pseudopapillary neoplasmの1例. 膵臓 32：920-928, 2017.
6) 長谷川圭, 渡辺英二郎, 久保浩一郎, ほか：若年男性に発生した膵頭部 Solid pseudopapillary neoplasm の1例. 膵臓 28：67-73, 2013.
7) 水野修吾, 須崎 真, 伊藤史人, ほか：12歳男子に発症した膵 Solid cystic tumor の1例. 日臨外会誌 60：1097-1102, 1999.
8) 蒲田敏文, 松井 修, 太田哲生, ほか：SPN の画像—CT, MRI 所見を中心に. 肝胆膵画像 11：381-385, 2009.
9) 谷坂優樹, 岩野博敏, 田場久美子, ほか：2度にわたる超音波内視鏡下穿刺吸引法（EUS-FNA）で術前診断可能であった男性発生小型 Solid pseudopapillary neoplasm（SPN）の1例. 膵臓 31：101-108, 2016.
10) 今岡 大, 木下芳一, 水野伸匡, ほか：SPN に対する組織生検. 肝胆膵画像 11：387-394, 2009.
11) 鈴木 裕, 中里徹矢, 横山政明, ほか：Solid pseudopapillary neoplasm（SPN）. 日本臨床 73：305-310, 2015.
12) 梶原正俊, 木下 平, 小西 大, ほか：悪性膵 Solid pseudopapillary tumor の1男性例. 膵臓 22：74-80, 2007.
13) Albores-Saavedra J, Simpson KW, Bilell SJ：The clear cell variation of solid pseudopapillary tumor of the pancreas：a previously unrecognized pancreatic neoplasm. Am J Surg Pathol 30：1237-1242, 2006.
14) Machado MC, Machado MA, Bacchella T, et al.：Solid pseudopapillary neoplasm of the pancreas：distinct patterns of onset, diagnosis, and prognosis for male versus female patients. Surgery 143：29-34, 2008.
15) Lin MY, Stabile BE：Solid pseudopapillary neoplasm of the pancreas：a rare and atypically aggressive disease among male patients. Am Surg 76：1075-1078, 2010.

* * *

胆と膵 35巻臨時増刊特大号

医学図書出版ホームページでも販売中
http:www.igakutosho.co.jp

膵炎大全
～もう膵炎なんて怖くない～

企画：伊藤 鉄英

膵臓の発生から解剖、先天性異常から膵炎の概念、分類、様々な成因で惹起される膵炎のすべてを網羅した1冊！これを読めば「もう膵炎なんて怖くない！」

巻頭言

I. 膵の発生と奇形
- 膵臓の発生と腹側・背側膵
- 膵の発生と形成異常―膵管癒合不全を中心に―
- 膵・胆管合流異常
- 先天性膵形成不全および後天性膵体尾部脂肪置換
- コラム①：異所性膵
- コラム②：膵動静脈奇形

II. 膵炎の概念と分類
- 急性膵炎発症のメカニズム
- 膵炎の疫学―全国調査より―
- 急性膵炎の診断基準、重症度判定、初期診療の留意点～Pancreatitis bundles～
- 急性膵炎の重症化機序
- 慢性膵炎臨床診断基準および早期慢性膵炎の概念
- 慢性膵炎に伴う線維化機構

III. 膵炎の診断
- 膵炎診断のための問診・理学的所見の取り方
- 膵炎診断のための生化学検査
- 急性膵炎/慢性膵炎診断のための画像診断の進め方
- 膵炎における膵内分泌機能検査
- 膵炎における膵外分泌機能検査

IV. 膵炎の治療
- 急性膵炎に対する薬物療法
- 慢性膵炎の病態に応じた薬物治療と臨床的位置づけ
- 膵炎に対する手術適応と手技
- 重症急性膵炎に対する特殊治療―膵局所動注療法とCHDF
- 膵炎に対する内視鏡治療―経乳頭インターベンションからネクロゼクトミーまで
- 膵炎に対する生活指導および栄養療法
- 膵性糖尿病の病態と治療
- 膵石を伴う膵炎に対するESWL

V. 膵炎各論
- アルコール性膵炎
- 胆石性急性膵炎
- 遺伝性膵炎・家族性膵炎
- 薬剤性膵炎
- 高脂血症に伴う膵炎
- ERCP後膵炎
- 肝移植と急性膵炎
- ウイルス性急性膵炎
- 術後膵炎
- 高カルシウム血症に伴う膵炎
- 虚血性膵炎
- Groove膵炎
- 腫瘤形成性膵炎
- 腹部外傷による膵損傷（膵炎）
- 妊娠に関わる膵炎
- 膵腫瘍による閉塞性膵炎：急性膵炎は小膵癌や悪性膵管内乳頭粘液性腫瘍の診断契機か？
- 自己免疫性膵炎
- 炎症性腸疾患に伴う膵炎
- コラム③：膵性胸水・腹水
- コラム④：Hemosuccus pancreaticus
- コラム⑤：嚢胞性線維症に伴う膵障害

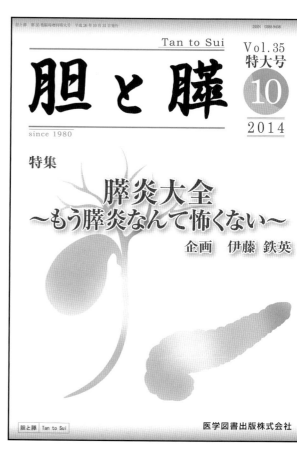

定価（本体 5,000円＋税）

特集

胆膵疾患と性差医学

妊娠と胆膵疾患

大屋　敏秀[1]・田妻　進[2]

要約：妊娠によって母体は，さまざまな影響を受ける。なかでも，妊娠により形成される胎盤によってホルモンの産生は増加し，増加したプロゲステロン・エストロゲンの本来の生理的活性によって，脂質代謝の変化，インスリン抵抗性の増大，平滑筋への弛緩作用などを介して，高中性脂肪血症の出現と急性膵炎の発症，胆汁うっ滞による胆管炎や胆石形成を助長する病態を誘導するリスクを高める。また，妊娠を契機に先天性胆管拡張症の顕症化や膵粘液性囊胞腫瘍の発現が報告されている。妊娠による消化器領域の合併症の頻度は高くはないが，通常のX線撮影下の処置や穿刺などが，忌諱され，治療選択において制限を受ける場合も多く，管理を難しくしている。本稿においては，妊娠により新たに出現した母体の環境の変化を中心に，誘導されやすい病態について解説する。

Key words：pregnancy, pancreatitis, hyperlipidemia, cholestasis

はじめに

妊娠が母体に及ぼす影響は多岐にわたるが，妊娠に伴う変化は，症状が生理的範疇か異常な状態かの判断が判りにくいことが多く，また，妊娠週数によって症状の違いもあり，妊娠の継続や検査・治療開始など判断に逡巡することも多く経験される。

また，近年社会事情の変化に伴い，35歳以上の高齢の妊婦の増加は，母体合併症を抱えつつの妊娠や妊娠に伴う合併症が増加傾向にあることが容易に予測され，妊娠管理を次第に難しくしている。

本稿においては，妊娠に基づく母体の変化と，肝・胆・膵領域の合併症について述べる。

Hepatic, Biliary, and Pancreatic Disorder During Pregnancy
Toshihide Ohya et al
1) 労働者健康安全機構中国労災病院消化器内科
　（〒737-0193 呉市広多賀谷1-5-1）
2) 広島大学病院総合内科・総合診療科

I．妊娠が母体に及ぼす影響

妊娠によって母体は，生理的にさまざまな影響を受ける状態にある。全身的な影響として，子宮胎盤循環の維持のために心拍出量は，妊娠初期より1.3～1.5倍に増加し[1,2]，それに伴って起こる循環血漿量の増加により貧血となる。また，妊娠子宮による横隔膜挙上により予備呼気量や含気量は減少する。妊娠初期は，胎盤由来のプロゲステロンの影響で末梢血管抵抗は低下し，妊娠20週頃までは，収縮期・拡張期血圧はそれぞれ10 mmHg，5 mmHgの低下をみる。妊娠20週以降は，循環血漿量の増加により妊娠前と同等の血圧に復する。また，血管内皮細胞障害が原因と推測されている妊娠高血圧症候群，なかでも溶血・肝逸脱酵素上昇・血小板減少を3主徴とするHELLP症候群（hemolysis, elevated liver enzymes, low platelet count syndrome）や急性肝不全の終末像と考えられる急性妊娠脂肪肝（acute fatty liver of pregnancy：AFLP）は，まれではあるが重篤な合併症である[3]。

全身的な影響として，糖・脂質代謝への影響が重要である。正常な妊娠経過であっても，胎児発育や授乳を目的として母体のインスリン抵抗性が亢進している[4,5]。インスリン抵抗性の亢進の存在に加えて，食事

摂取の増加は，血中中性脂肪の上昇と脂肪肝の発生を招く。また，プロゲステロンやエストロゲンの上昇も加わる。妊娠中の母体が基本的にこのような状態にある時，結果として生じる胆・膵領域の疾患には，胆石・胆嚢炎，脂肪肝，先天性胆道拡張症，急性膵炎，膵粘液性嚢胞腫瘍（mucinous cystic neoplasm of the pancreas：MCN）などが認められ報告されている。

II．妊娠と胆・膵疾患

1．胆石

胆石（コレステロール石）の成因は，胆汁中のコレステロール，胆汁酸濃度，リン脂質濃度によって規定されるコレステロール飽和度（cholesterol saturation index：CSI）と胆囊収縮機能低下による。また，胆石（色素石）は，胆汁流量の低下（胆汁うっ滞）と腸管からの逆行性感染の存在が主な原因と考えられている。妊娠の状態においては，エストロゲン，プロゲステロンの生成が亢進している。エストロゲンは，胆汁酸の分泌低下，胆汁中コレステロール濃度の上昇を惹起する。また，プロゲステロンは，胆嚢平滑筋を弛緩させ，cholecystokinin（CCK）を抑制するため胆汁のうっ滞をもたらす[6〜8]。両性ホルモンの上昇は，胆石形成にとって促進的に作用する。同時に，子宮の増大による上腹部への圧迫による物理的な臓器の運動制限や，妊娠に随伴する，糖尿病や肥満は，胆石形成を助長する因子である。

実際に，妊娠中に胆石症を示す頻度は，0.05〜0.33%と比較的まれとされている[9,10]。Ko ら[11]の報告によれば，妊婦の胆嚢結石有病率は7.1%と一般女性より高く，Maringhini ら[12]は，妊娠初期から分娩直後における胆泥の発生率は，31%に及ぶと報告している。従来より胆嚢結石形成のリスクファクターとして教科書的にいわれてきた5F（female, fair, fatty, forty, fertile）のうち fertile は多産の意であり，妊娠・出産を繰り返すことで胆囊結石発生率は上昇するものと疫学的に考えられてきたが，女性ホルモンの動向が一因をなしていると考えられる。

胆囊結石の存在下では，急性胆囊炎の発症が危惧される。妊娠中の胆嚢炎の発症頻度は，Landers ら[13]が，10,000妊娠に8回（0.08%）と報告している。妊娠中であり，保存的な加療が行われることが多いが，胆嚢結石合併急性胆囊炎に対して保存的に加療した場合の症状再発率は，38〜70%と高率である[14,15]。治療選択についても，母体だけでなく早流産や胎児発育遅延にも配慮が必要であり，注意を要する病態である。

一方，総胆管結石の報告例は少ない。結石の起源としては，妊娠年齢から考えて総胆管原発の結石は極めて少数と考えられ，多くは胆嚢結石の脱落と考えられる。対処としては，短時間のX線使用下に EST あるいは ERBD チューブ留置や妊娠安定後では手術を行った報告もある。

2．妊娠性胆汁うっ滞（intrahepatic cholestasis of pregnancy：ICP）

妊娠後半において，手掌，足底の搔痒を訴え，時に黄疸・灰白色便を認め，血中胆汁酸の上昇，肝逸脱酵素の上昇・ビリルビン高値といった検査データを示す病態が知られている。頻度は 0.02〜4%とされ我が国ではまれである。多胎妊娠や高齢妊娠に多くみられ，既往のある妊婦では3分の2に再発を認める。原因は明確でないが，エストロゲンやプロゲステロンの関与や遺伝子の影響が疑われている。最近，ABCB4，ABCB11といった肝細胞輸送システムをコントロールする遺伝子の変異が明らかになった[16]。同疾患では，母体の予後は良好であるが，胎児については，胎児死亡，早産，胎便性イレウスのリスクが上昇する。

3．先天性胆管拡張症

先天性胆管拡張症は多くは小児期に発症するが，まれに無症状のまま経過し，妊娠を契機に発症する例を認める。同症に妊娠が合併する率は 2.6〜7%を占める[17,18]。妊娠時，成人発症の胆管拡張症は，臨床的に胆管炎や膵炎の病態を呈することが多い。この原因として，子宮増大による物理的圧迫とホルモン環境の変化が関与するものと考えられている。つまり，プロゲステロンの Oddi 筋の収縮作用亢進，エストロゲンおよびプロゲステロンによる胆嚢弛緩作用により，胆汁うっ滞の状態が惹起され，加えて，膵液の胆管への逆流を容易ならしめる。膵液は胆汁成分（リン脂質）に働き組織障害性を高め，胆管炎，膵炎の原因となる[19,20]。

4．高脂血症および脂肪肝

脂質代謝は，妊娠により生理的にダイナミックな変化を受け，総コレステロールは，非妊時の 1.5〜1.6倍に上昇し，中性脂肪も同様に2〜3倍に上昇すると報告されている[21]（表1）。高中性脂肪血症となる機序については，次のように説明されている。脂肪組織の分解は，hormone sensitive lipase（HSL）によって調節されているが，妊娠中は HSL が増加し，脂肪組織分解による遊離脂肪酸（FFA）の産生が亢進し，FFA の肝への供給も増加する。加えて，胎盤由来の human placental lactogen は，この動向を助長する。次いで，肝に取り込まれた FFA は，β 酸化でエネルギーとなる

表 1 高トリグリセライド血症をきたす代表的病態

原発性	二次性	食事性
アポリポ蛋白C-Ⅱ欠損症	アルコール摂取	高脂肪食
リポ蛋白リパーゼ欠損症	糖尿病	
原発性Ⅴ型高脂血症	妊娠	
家族性Ⅳ型高脂血症	肥満	
特発性高トリグリセライド値症	慢性腎不全	
	クッシング症候群	
	薬剤（ステロイド，エストロゲン，サイアザイド）	

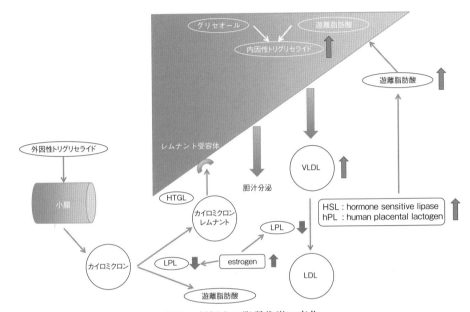

図 1 妊娠中の脂質代謝の変化

か，中性脂肪合成に利用されるが，妊娠中増加したエストロゲンは，β酸化を抑制するため中性脂肪の合成が高まり，VLDL産生が増加する[22]。一方，腸管から吸収された中性脂肪を代謝していくlipoprotein lipase（LPL）やhepatic triglyceride lipase（HTGL）は，妊娠による高エストロゲンの存在下では，活性が抑制される[23~25]。これらのことから，妊娠中は，VLDLやカイロミクロンの分解は，抑制され，高中性脂肪血症の状態となる（図1）。この状態の出現は，脂肪肝や急性膵炎を発症する基本的なリスクとなることに留意しなければならない[26]。

5. 急性膵炎

妊娠時の急性膵炎の発症頻度は，全分娩の0.03～0.1％とまれである[27,28]。妊婦の膵炎発症の原因として，欧米では30～50％が胆石によるものとされているが，我が国では6～7％と少なく，脂質異常症に基づく報告が20～30％と多くを占めるのが特徴である[29,30]。脂質異常症に伴う妊婦の膵炎において，母体死亡率は10～31％，胎児死亡率は20～36.7％と報告されており，極めて予後不良である[31~33]。膵炎発症の機序については諸説がある。前項で述べたごとく，妊娠中は，生理的に高中性脂肪血症が存在するが，これが膵炎発症の原因となるとする説がある。すなわち，血中に増加した中性脂肪が膵リパーゼによって加水分解を受け，生じた多量の遊離脂肪酸が腺房細胞や毛細血管の細胞膜リン脂質を直接障害，あるいはフリーラジカルを介して障害を惹起する[34]。同時に，粒子サイズの大きいカイロミクロンが毛細血管を閉塞し微小塞栓を形成し，虚血とアシドーシスをもたらす。アシドーシスの環境下では，遊離脂肪酸がtrypsinogenを活性化し急性膵炎の引き金となるという説である[35~37]。また，別の機序として，妊娠時のエストロゲン，プロゲステロンの上昇は，胆囊容積の増加，胆囊平滑筋の弛緩による収縮能低下，また，Oddi筋の収縮を介して胆汁うっ滞の状態をもたらし，膵炎発症の原因となるとする説である[38]。妊娠による脂質代謝の変化やホルモンの変動による膵への影響と考えられる。

6. 膵粘液性囊胞性腫瘍

膵粘液性囊胞性腫瘍（mucinous cystic neoplasm：MCN）は，中年期の女性の膵体尾部に好発する膵囊胞

性腫瘍で,膵腫瘍の5.7%を占めると報告されている[39]。画像上は,平均最大径は,10 cm以上と大きく,cyst in cyst構造を呈し,主膵管との交通は認めないことが多い。鑑別を要する疾患は,solid pseudopapillary tumor (SPT),分枝型 intraductal papillary mucinous neoplasm (IPMN), serous cystic neoplasm (SCN),仮性囊胞などがあげられる。浸潤癌の合併頻度は,3.9～12%と報告されているが,罹患年齢が若く,妊娠期に発見され,急速に増大するため,外科的な切除が第一選択の治療となる[40〜42]。膵MCNの特徴とされる結合組織の変化は,組織学的に紡錘形細胞の密度が高く,免疫染色でαSMA,ビメンチン,しばしばエストロゲンレセプター (61.7%),プロゲステロンレセプター (82.4%) が陽性[43]で,卵巣間質と同様の分化を示し,ホルモンの影響を受けると考えられる[39,44]。妊娠中に腫瘍が増大する点も,妊娠初期のプロゲステロンの上昇,妊娠末期のエストロゲンの上昇に反応して粘液産生の増加,囊胞の増大が生起すると考えられる。ただし,妊娠時のホルモン分泌上昇による囊胞増大が悪性転化を促進するか否かについては不明である[39,45]。

おわりに

妊娠によって影響を受ける母体の変化についてホルモン環境を中心に述べた。妊娠中であれば生理的な環境も,常態から判断すれば,異常なレベルとなる点も多い。急性膵炎,胆石などの成因のなかで,基本的な因子のリスクを高い状態に移行させていると考えられ,症状出現の頻度は低いものの,破綻,発症の危険を内包しているものと認識して妊婦に対応すべきと考える。

参考文献

1) Pritchard JA : Changes in the blood volume during pregnancy. Clin Obstet Gynecol **22** : 785, 1979.
2) Whittaker PG, Macphail S, Lind T : Serial hematologicchanges and pregnancy outcome. Obstet Gynecol **88** : 33-39, 1996.
3) Knight M, Nelson-Piercy C, Kurinczuk JJ, et al. : A prospective national study of acute fatty liver of pregnancy in the UK. Gut **57** : 951-956, 2008.
4) 成瀬勝彦,小林 浩:母体の肝・代謝系の病態評価.臨婦産 **68** : 1056-1061, 2014.
5) 杉山 隆:妊娠と脂質代謝. HORM FRONT GYNECOL **20** : 293-297, 2013.
6) Everson GT : Pregnancy and gallstones. Hepatology **17** : 159-161, 1993.
7) Everson GT : Gastrointestinal motility in pregnancy. Gastroenterol Clin North Am **21** : 751-756, 1992.
8) Kern F Jr, Everson GT, DeMark B, et al. : Biliary lipids, bile acid, and gallbladder function in the human female. Effects of pregnancy and the ovulatory cycle. J Clin Invest **68** : 1229-1242, 1981.
9) Ellington SR, Flowers L, Legardy-Williams JK, et al. : Recent trends in hepatic disease during pregnancy in the United States, 2002-2010. Am J Obstet Gynecol **212** : 524-527, 2015.
10) Date RS, Kaushal M, Ramesh A : A review of the management of gallstone disease and its complications in pregnancy. Am J Surg **196** : 599-608, 2008.
11) Ko CW, Beresford SA, Schulte SJ, et al. : Incidence, natural history, and risk factors for biliary sludge and stones during pregnancy. Hepatology **41** : 359-365, 2005.
12) Maringhini A, Ciambra M, Baccelliere P, et al. : Biliary sludge and gallstones in pregnancy : incidence, risk factors, and natural history. Ann Interm Med **119** : 116-120, 1993.
13) Landers D, Carmona R, Crombleholme W, et al. : Acute cholecystitis in pregnancy. Obstet Gynecol **69** : 131-133, 1987.
14) Lu EJ, Curet MJ, El-Sayed YY, et al. : Medival versus surgical management of biliary tract disease in pregnancy. Am J Surg **188** : 755-759, 2004.
15) Chiappetta Porras LT, Napoli ED, Canullan CM, et al. : Minimally invasive management of acute biliary tract disease during pregnancy. HPB Surg **2009** : 829020, 2009.
16) Dixon PH, Wadsworth CA, Chambers J, et al. : A comprehensive analysis of common genetic variation around six candidate loci for intrahepatic cholestasis of pregnancy. Am J Gastroenterol **109** : 76-84, 2014.
17) Alonso-Lej F, Rever WB, Pessagno DJ : Congenital choledocal cyst with a report of 2, and analysys of 94, cases. Int Abstr Surg **108** : 1-30, 1959.
18) 田所陽興,山口宗之,小沢博樹,ほか:先天性胆道拡張症の1例―本邦成人466例の文献的考察―.日臨外会誌 **41** : 96-103, 1980.
19) Buch A, Bush J, Carlsen A, et al. : Hyper lipidemia and pancreatitis. World J Surg **4** : 307, 1980.
20) 青木洋三,嶋田浩介,小林康人,ほか:先天性総胆管拡張症における症状発現と妊娠との関係.第17回日本胆道疾患研究会プロシーディングス:153-154, 1981.
21) Fahraeus L, Larsson-Cohn U, Wallentin L : Plasma lipoproteins including high density lipoprotein subfractions during normal pregnancy. Obstet Gynecol **66** : 468-472, 1985.
22) Satter N, Gaw A, Packard CJ, et al. : Potential pathogenic roles of aberrant lipoprotein and fatty acid metabolism in pre-eclampsia. Br J Obstet Gynaecol

103：614-620, 1996.
23) Urabe M, Yamamoto T, Kashiwagi T, et al.: Effect of estrogen replacement therapy on hepatic triglyceride lipase, lipoprotein lipase and lipids including apolipoprotein E in climacteric and elderly women. Endocr J 43：737-742, 1996.
24) 本庄英雄, 大久保智治：女性ホルモンの脂質代謝調節における役割. 日臨 59：403-406, 2001.
25) Gaspard UJ：Metabolic effects of oral contraceptives. Am J Obstet Gynecol 157：1029-1041, 1987.
26) 村上 透, 山田信博：高脂血症の遺伝子診断. 遺伝子医学 2：587-592, 1998.
27) Ramin KD, Ramin SM, Richey SD, et al：Acute pancreatitis in pregnancy. Am J Obstet Gynecol 173：187-191, 1995.
28) Crisan LS, Steidl ET, Rivera-Alsina ME：Acute hyperlipidemic pancreatitis in pregnancy. Am J Obstet Gynecol 198：e57-e59, 2008.
29) Okutani R, Arimura Y, Tsuji Y, et al.：CHDF saved a patient with acute pancreatitis and hyperlipidemia at the terminal stage of gestation. Circ Cont 23：316-320, 2002.
30) 高田雅代：著しい高脂血症を発症した糖尿病合併妊婦の一例. 日産婦中国四国会誌 52：167-173, 2004.
31) Eskandar O, Eckford S, Roberts TL：Severe, gestational, non-familial, non-genetic hypertriglyceridemia. J Obstet Gynaecol Res 33：186-189, 2007.
32) 藤田利枝, 山田信博：高脂血症. Medical Practice 20：1500-1502, 2003.
33) 顔 李蘭, 津田 晃, 内海 透, ほか：高脂血症を伴った重症急性膵炎合併妊娠の1例. 周産期医 25：1567-1570, 1995.
34) Morita Y, Yoshikawa T, Takeda S, et al.：Involvement of lipid peroxidation in free fatty acid-induced isolated rat pancreatic acinar cell injury. Pancreas 17：383-389, 1998.
35) Havel RJ：Pathogenesis, differentiation and management of hypertriglyceridemia. Adv Intern Med 15：117-154, 1969.
36) Yadav D, Pitchumoni CS：Issues in hyperlipidemia pancreatitis. J Clin Gastroenterol 36：54-62, 2003.
37) Niederau C, Grendell JH：Intracellular vacuoles in experimental acute pancreatitis in rats and mice are an acidified compartment. J Clin Invest 81：229-236, 1988.
38) Tierney S, Nakeeb A, Wong O, et al.：Progesterone alters biliary flow dynamics. Ann Surg 229：205-209, 1999.
39) Thompson LD, Becker RC, Przygodzki RM, et al.：Mucinous cystic neoplasm (mucinous cystadenocarcinoma of low-grade malignant potential) of the pancreas：a clinicopathologic study of 130 cases. Am J Surg Pathol 23：1-16, 1999.
40) Yamao K, Yanagisawa A, Takahashi K, et al.：Clinicopathological features and prognosis of mucinous cystic neoplasm with ovarian-type stroma：a multi-institutional study of the Japan pancreas society. Pancreas 40：67-71, 2011.
41) Crippa S, Salvia R, Warshaw AL, et al.：Mucinous cystic neoplasm of the pancreas is not an aggressive entity：lessons from 163 resected patients. Ann Surg 247：571-579, 2008.
42) Ganepola GA, Gritsman AY, Asimakopulos N, et al.：Are pancreatic tumors hormone dependent？：A case report of unusual, rapidly growing pancreatic tumor during pregnancy, its possible relationship to female sex hormones, and review of the literature. Am Surg 65：105-111, 1999.
43) Tanaka M, Chari S, Adsay V, et al.：International consensus guidelines for management of intraductal papillary mucinous neoplasms and mucinous cystic neoplasms of the pancreas. Pancreatology 6：17-32, 2006.
44) 信川文誠, 須田耕一：粘液性嚢胞膵腫瘍における卵巣様間質の免疫組織化学的性状とその意義. 胆と膵 22：53-59, 2001.
45) Zamboni G, Scarpa A, Bogina G, et al.：Mucinous cystic tumors of the pancreas：clinicopathological features, prognosis and relationship to other mucinous cystic tumors. Am J Surg Pathol 23：410-422, 1999.

* * *

膵癌治療 up-to-date 2015

**膵癌の克服を目指す人達のために
最新の治療法を網羅したこの1冊!**

監修　跡見　裕
編集　海野 倫明　土田 明彦

主要項目

- Ⅰ. 膵癌治療の現状と将来展望
- Ⅱ. 膵癌の診断法
- Ⅲ. 膵癌補助療法の効果判定
- Ⅳ. Borderline resectable 膵癌の診断と手術
- Ⅴ. 術前補助療法の適応と効果
- Ⅵ. Initially unresectable 膵癌の治療
- Ⅶ. 放射線療法
- Ⅷ. 興味ある症例

定価（本体 7,000＋税）
ISBN978-4-86517-087-0

詳しくは▶URL：http://www.igakutosho.co.jp　または、医学図書出版 で 検索

医学図書出版株式会社

〒113-0033　東京都文京区本郷2-29-8（大田ビル）
TEL：03-3811-8210　FAX：03-3811-8236
E-mail：info@igakutosho.co.jp
郵便振替口座　00130-6-132204

2014.12

特集

胆膵疾患と性差医学

アルコールと女性

菊田　和宏[1]・粂　　潔[1]・正宗　淳[1]

要約：本邦における女性の飲酒率は依然として男性より低いものの，飲酒率の男女差はとくに若い年齢層において小さくなりつつある。一方で，ライフスタイルの多様化，低アルコール性飲料の普及などを背景に，飲酒スタイルは多様化することが予想され，このような変化がアルコール関連問題の男女差にどのような影響をもたらすのか注視していく必要がある。女性のほうが男性に比べ血中エタノール濃度が上昇しやすく生物学的にアルコールに脆弱であるが，アルコール関連問題の性差を考えるうえでは，生物学的要因のみならず，社会学的要因，心理学的要因も考慮すべきである。

Key words：アルコール，飲酒，女性，性差

はじめに

飲酒は男女差の大きい生活習慣であり，アルコールが関連するさまざまな疾患に疫学上の性差をもたらしている。また，病因論的観点からは，アルコールが身体へ及ぼす影響には性差が存在することを考慮する必要がある。胆膵疾患においては，例えば，急性膵炎，慢性膵炎の病像にアルコールが性差をもたらしており，男性患者が多い一方で，女性では診断時年齢が若く，飲酒期間が短く，飲酒回数，累積飲酒量は少ないなどの違いが報告されている[1,2]。本稿では，本邦における最近の飲酒動向とアルコールの作用における生物学的性差に関する知見について概説する。

I．本邦における女性の飲酒動向

本邦における女性の飲酒率は依然として男性より低い。2008年の厚生労働省の調査[3]によれば，調査前1年間に飲酒した者を現在飲酒者と定義した場合，男性における現在飲酒者の割合は83.1％であったのに対し，女性では60.9％であった。平成28年国民健康・栄養調査[4]によれば，飲酒頻度を男女別にみると，「毎日」と回答したものは，男性では28.9％，女性では7.4％であり，「飲めない（飲まない）」と回答したものは男性で21.3％，女性で49.1％であった（表1）。日本酒造組合中央会による調査[5]によると，「飲む」，「飲めるがほとんど飲まない」，「飲めない，一切飲んだことがない」と回答したのは，男性ではそれぞれ，53.6％，30.0％，16.4％であったが，女性では32.9％，40.0％，27.1％であり，男性に比べ，「飲めない」あるいは「飲まない」女性が多い。

しかし，飲酒頻度を年齢階級別にみると「飲めない（飲まない）」女性は，70歳以上では69.4％だったのに対し，60～69歳では49.9％，50～59歳では39.2％，40～49歳では36.3％，30～39歳では41.3％，20～29歳では32.2％であり，年齢層が若くなるとその頻度が低くなり，男性との差が小さくなっている（図1）[4]。前述の厚生労働省による2008年の調査によると，過去1年間の飲酒経験者の割合は20～24歳では女性が男性を上回ったことが報告されている[3]。

飲酒習慣の男女差の縮小は，過去のデータとの比較からもみてとれる。前述の日本酒造組合中央会の調査によれば，「飲む」と回答した男性は1988年の70.7％から2017年の53.6％へと減少していたが，「飲む」と回答した女性は1988年で31.6％，2017年で32.9％であり飲酒率の低下は認められなかった[5]。前述の国民

Alcohol Drinking in Women
Kazuhiro Kikuta et al
1) 東北大学大学院医学系研究科消化器病態学（〒980-8574 仙台市青葉区星陵町1-1）

表1 飲酒の頻度（厚生労働省平成28年国民健康・栄養調査）

男性	総数	20～29歳	30～39歳	40～49歳	50～59歳	60～69歳	70歳以上
毎日	28.9%	5.2%	19.2%	26.9%	36.0%	38.5%	30.5%
週5～6日	8.2%	2.1%	7.4%	8.5%	11.6%	9.2%	7.4%
週3～4日	8.1%	6.0%	8.6%	10.4%	7.8%	8.2%	7.0%
週1～2日	8.4%	15.1%	14.0%	10.8%	7.7%	5.7%	4.6%
月に1～3日	8.1%	20.4%	12.1%	9.5%	7.1%	5.2%	4.2%
ほとんど飲まない	13.5%	25.8%	15.7%	13.7%	11.8%	10.7%	11.6%
やめた	3.5%	0.8%	1.2%	1.4%	3.0%	4.5%	6.4%
飲まない（飲めない）	21.3%	24.6%	21.8%	18.9%	15.0%	18.0%	28.2%

女性	総数	20～29歳	30～39歳	40～49歳	50～59歳	60～69歳	70歳以上
毎日	7.4%	2.0%	5.7%	11.4%	10.5%	9.4%	4.0%
週5～6日	3.4%	1.1%	3.5%	4.1%	5.1%	4.6%	1.8%
週3～4日	4.4%	3.2%	3.7%	7.1%	4.9%	5.3%	2.6%
週1～2日	6.9%	12.8%	9.2%	8.0%	9.0%	5.3%	3.7%
月に1～3日	9.3%	21.9%	12.7%	10.6%	10.3%	7.4%	4.5%
ほとんど飲まない	18.0%	25.4%	21.3%	21.0%	20.0%	17.3%	12.4%
やめた	1.5%	1.4%	2.6%	1.4%	1.2%	1.0%	1.5%
飲まない（飲めない）	49.1%	32.2%	41.3%	36.3%	39.2%	49.9%	69.4%

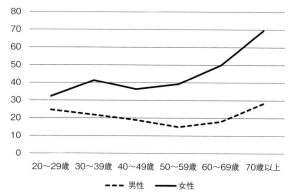

図1 年齢階級別「飲まない（飲めない）」と回答した者の割合
（厚生労働省平成28年国民健康・栄養調査より作成）

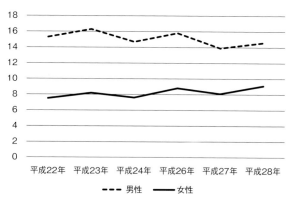

図2 生活習慣病のリスクを高める量の飲酒をしている者の割合の年次比較
（厚生労働省平成28年国民健康・栄養調査より作成）

健康・栄養調査では，生活習慣病のリスクを高める量を飲酒している者の割合の年次変化を報告している[4]。1日あたりの純アルコール摂取量が男性で40g以上，女性で20g以上を，生活習慣病のリスクを高める量とすると，その量を飲酒している者の割合は，平成22年からの推移でみると，男性では有意な増減はみられないが，女性では増加していた（図2）。このように，女性の飲酒率は依然として男性より低いものの，その男女差は，とくに若い年齢層において，小さくなりつつあるようである。

その一方で，飲酒スタイルについては男女差が認められる。飲酒日1日あたりの飲酒量が2合以上であるのは男性では飲酒者の3割を超えるが，女性では2割弱にとどまる。飲酒日1日あたりの飲酒量が1合未満であるのは，男性では3割に満たないが，女性では5割を超えていた（表2）[4]。一番最近飲んだ日に，男性は41.8%が一人で飲んだのに対し，女性は36.4%が配偶者，恋人と飲んだと報告されている[5]。そのとき飲んだ酒の種類も異なっており，男性ではビール，焼酎，日本酒などが多く飲まれていたのに対し，女性ではビールの他，ハイボールやカクテル，ワインなどが多く飲まれていた[5]。

飲酒率の男女差は小さくなる一方で，ライフスタイルの多様化や低アルコール飲料の普及などを背景に飲酒スタイルはさらに多様化していくことも予想される。このような変化がアルコール関連問題の男女差にどのような影響をもたらすのか注視していく必要がある。

表2 飲酒日の1日あたりの飲酒量
（厚生労働省平成28年国民健康・栄養調査）

	男性	女性
1合未満	29.1%	51.2%
1合以上2合未満	37.2%	31.7%
2合以上3合未満	20.9%	11.0%
3合以上4合未満	7.3%	3.7%
4合以上5合未満	2.6%	0.9%
5合以上	2.9%	1.6%

表3 血中エタノール濃度の男女差に影響を与える因子

- 体内水分量の男女差
- 胃における初回通過代謝の男女差
- 血中アルコール消失率の男女差
- 性ホルモンの影響

II．アルコールの作用における生物学的性差

　女性はアルコールに対し脆弱であるといわれる．アルコール関連問題で認められる性差には社会学的要因や心理学的要因も関与しているとされるが[6]，本項ではアルコールの作用における性差の生物学的要因についてこれまでの知見をもとに概説する．

　女性のアルコールに対する脆弱性の主たる生物学的要因として，女性においては血中エタノール濃度が上がりやすいことがあげられる．Jonesら[7]の検討によれば，体重1 kgあたり0.66 mLのエタノールを経口摂取した場合の血中エタノール濃度のピークは，男性では0.0630±0.0027%だったのに対し，女性におけるピークは有意に高く0.0720±0.0027%であった．Marshallら[8]の報告によれば，体重1 kgあたり0.5 gのエタノールを経口摂取した場合，血中エタノール濃度のピークは男性では75±4 mg/100 mLであったのに対し，女性では88±3 mg/100 mLと有意に高かった．女性において高値を示すのはピーク値だけではなく，経時的な呼気テストの結果に基づいて血中エタノール濃度時間曲線下面積を概算したところ，女性で有意に大きいという結果も示されている（男性177±11 mg·hr/100 mL，女性241±12 mg·hr/100 mL）[8]．

　血中エタノール濃度の男女差はどのようにして生じるのであろうか（表3）．Marshallら[8]は，血中エタノール濃度時間曲線下面積が男性より女性で大きい理由の一つとして，女性は男性より体内水分量が少なく薬物動態学的にエタノールの分布容積が小さいことをあげている[8]．

　胃におけるエタノール代謝の違いが，血中エタノール濃度の男女差をもたらしていることも報告されている．エタノールは主に肝臓で代謝されるが，エタノールを静脈投与した場合に比べて経口摂取した場合の血中エタノール濃度の濃度時間曲線下面積は小さいことなどから，消化管，とくに胃における代謝が知られるようになった[9,10]．これをエタノールの初回通過代謝（first pass metabolism）とよぶ．胃粘膜にはアルコール脱水素酵素（ADH）活性が認められ，初回通過代謝の主な要因と考えられているが，Frezzaら[11]の検討によれば，女性における胃ADH活性は男性の59%であり，エタノールの初回通過代謝は男性の23%に低下していた．BaraonaらはADHアイソザイム活性について検討している[12]．胃粘膜に存在するアイソザイムのうち，γ-ADH活性とσ-ADH活性には性差を認めなかったが，女性のχ-ADH活性は男性より58%低下していた．初回通過代謝の性差は経口投与したエタノールの濃度により異なるとされ，エタノール濃度40%，10%では性差が認められたが，5%では差を認めなかった[12]．アルコール飲料のエタノール濃度の違いによりアルコールの影響における性差の大きさが異なる可能性を示すものであり興味深い．

　血中アルコール消失率における性差の有無については議論があり，男女間で差がないとする報告と，女性において消失率が高いとする報告がある[13]．Marshallら[8]の検討によれば，血中アルコール消失率は体重あたりで評価すると男女間に有意差は示されなかった（男性97±5 mg/hr/kg，女性87±4 mg/hr/kg）．肝容積はアルコール代謝と相関しているが，Kwoら[14]のCTスキャンによる検討によれば，男性の肝容積は1.54±0.08 L，女性は1.48±0.06 Lと有意差を認めず，肝容積あたりのアルコール消失率は男女同等で，4.9±0.3 g/kg/Lであった．しかし，除脂肪体重あたりとして評価すると女性の血中アルコール消失率は男性より33%高かったと報告されている（男性0.12±0.01 g/h/kg vs 女性0.16±0.01 g/h/kg）．男性における血中アルコール消失率が低いとする立場からは，アンドロゲンのうちジヒドロテストステロンが肝ADHを抑制するメカニズムも示されている[15]．

　女性の月経周期がアルコールの薬物動態に影響を与えている可能性についても論じられてきたが，月経周期の関与については十分に証明されていない[13]．女性ホルモンがアルコール代謝に与える影響については，動物実験では，エストロゲンを外因性に投与すると肝ADH活性が増加することや卵巣摘出により肝ADH

活性が低下することが示されている[16]。経口避妊薬がアルコール代謝に与える影響についても検討されており，血中エタノール濃度のピーク値を下げるとの報告もあるが，その影響については議論がある[13]。

おわりに

アルコールに対する女性の脆弱性は，冒頭でも述べたように胆膵領域では膵炎で示されているが[2]，その他，肝障害[17]，心筋症[18]，脳萎縮[19]などでも示唆されている。胎児性アルコールスペクトラム障害[20]のような女性特有の問題も存在し，また近年の動向として，女性のアルコール関連問題は増加傾向にある[21]。本稿では女性の飲酒動向とアルコールの生物学的影響に着目して概説したが，飲酒行動に交絡する可能性がある喫煙や栄養障害などの影響も見逃せない。また，アルコール関連問題の性差を考えるうえで，女性に特有な社会学的要因，心理学的要因の存在にも目を配る必要がある[6]。アルコール関連問題において性差は存在するがいまだ不明な点も多く，またその構成は重層的かつ複雑であるがゆえに，個々の症例に適した多角的で柔軟な対応が求められるといえよう。

参考文献

1) 菊田和宏，正宗　淳，濱田　晋，ほか：本邦におけるアルコール性膵炎の現状―飲酒量や性差の関連も含めて―. 肝胆膵 **76**：113-120, 2018.
2) Masamune A, Kume K, Shimosegawa T：Sex and age differences in alcoholic pancreatitis in Japan：a multicenter nationwide survey. Pancreas **42**：578-583, 2013.
3) 樋口　進：成人の飲酒と生活習慣に関する実態調査研究. 厚生労働科学研究費補助金（循環器疾患等生活習慣病対策総合研究事業）わが国における飲酒の実態ならびに飲酒に関連する生活習慣病，公衆衛生上の諸問題とその対策に関する総合的研究　平成20年度総括分担研究報告書. 12-50, 2009.
4) 厚生労働省：平成28年国民健康・栄養調査報告.
5) 日本酒造組合中央会：日本人の飲酒動向調査. 調査報告書（消費者に対するウェブ定量調査要約版）. 平成29年1月実施.
6) Holmila M, Raitasalo K：Gender differences in drinking：why do they still exist? Addiction **100**：1763-1769, 2005.
7) Jones BM, Jones MK：Alcohol effects in women during the menstrual cycle. Ann N Y Acad Sci **273**：576-587, 1976.
8) Marshall AW, Kingstone D, Boss M, et al.：Ethanol elimination in males and females：relationship to menstrual cycle and body composition. Hepatology **3**：701-706, 1983.
9) Caballeria J, Frezza M, Hernandez-Munoz R, et al.：Gastric origin of the first-pass metabolism of ethanol in humans：effect of gastrectomy. Gastroenterology **97**：1205-1209, 1989.
10) Julkunen RJ, Tannenbaum L, Baraona E, et al.：First pass metabolism of ethanol：an important determinant of blood levels after alcohol consumption. Alcohol **2**：437-441, 1985.
11) Frezza M, di Padova C, Pozzato G, et al.：High blood alcohol levels in women. The role of decreased gastric alcohol dehydrogenase activity and first-pass metabolism. N Engl J Med **322**：95-99, 1990.
12) Baraona E, Abittan CS, Dohmen K, et al.：Gender differences in pharmacokinetics of alcohol. Alcohol Clin Exp Res **25**：502-507, 2001.
13) Mumenthaler MS, Taylor JL, O'Hara R, et al.：Gender differences in moderate drinking effects. Alcohol Res Health **23**：55-64, 1999.
14) Kwo PY, Ramchandani VA, O'Connor S, et al.：Gender differences in alcohol metabolism：relationship to liver volume and effect of adjusting for body mass. Gastroenterology **115**：1552-1557, 1998.
15) Mezey E, Oesterling JE, Potter JJ：Influence of male hormones on rates of ethanol elimination in man. Hepatology **8**：742-744, 1988.
16) Teschke R, Wannagat FJ, Löwendorf F, et al.：Hepatic alcohol metabolizing enzymes after prolonged administration of sex hormones and alcohol in female rats. Biochem Pharmacol **35**：521-527, 1986.
17) Loft S, Olesen KL, Døssing M：Increased susceptibility to liver disease in relation to alcohol consumption in women. Scand J Gastroenterol **22**：1251-1256, 1987.
18) Fernández-Solà J, Estruch R, Nicolás JM, et al.：Comparison of alcoholic cardiomyopathy in women versus men. Am J Cardiol **80**：481-485, 1997.
19) Hommer D, Momenan R, Kaiser E, et al.：Evidence for a gender-related effect of alcoholism on brain volumes. Am J Psychiatry **158**：198-204, 2001.
20) Manning MA, Eugene Hoyme H：Fetal alcohol spectrum disorders：a practical clinical approach to diagnosis. Neurosci Biobehav Rev **31**：230-238, 2007.
21) 真栄里仁，樋口　進：女性とアルコール関連問題. 医のあゆみ **254**：963-967, 2015.

*　*　*

特集

胆膵疾患と性差医学

化学療法の有効性と副作用と性差

古瀬　純司[1)]

要約：がんの罹患数や予後について，がん種によっては大きな性差があることが知られている。がん化学療法の有効性や副作用についてもそれ程多くはないが性差が認められている。とくに非小細胞肺癌に対する化学療法では無増悪生存期間と全生存期間において女性で有意に良好と報告されている。胆道癌ではゲムシタビン＋シスプラチン併用療法が標準治療として広く用いられているが，有効性について男女差は認められていない。一方，転移を伴う膵癌では女性で予後が良好との報告があり，とくにFOLFIRINOX療法では女性で良好な治療成績が得られている。がん化学療法の副作用における性差は悪心・嘔吐で顕著であり，アルコール使用が少ない，乗り物酔い，つわりの既往がある50歳未満の若い女性で化学療法の急性期悪心が起きやすいことが知られている。化学療法の開始前にこれらの情報を把握して十分な対策を取る必要がある。

Key words：化学療法，性差，急性期悪心

はじめに

食道癌，胃癌，肺癌などでは男性で圧倒的に発症率が高く，胆嚢癌は女性が多いことが知られている。またがん化学療法における有効性についても，非小細胞肺癌に対する標準治療であるプラチナベースの化学療法において奏効割合は男女で変わらないものの，無増悪生存期間（PFS）中央値や全生存期間（OS）中央値では女性が有意に良好と報告されている（表1)[1,2)]。このようながん化学療法の性差は肺癌の組織系の違い（腺癌女性に多く，扁平上皮癌が男性に多い）やERCC1，HER2，RXR-β，COX-2の発現が女性に多く，オルニチンデカルボキシラーゼの発現が男性に高いなどの分子生物学的な違い，DNA修復能が女性で低いなどの原因が考察されている[1)]。胆道・膵癌に対する化学療法について性差に関する確立したエビデンスは少ないが，日常診療において性差を感じることは少なくない。

I．胆道癌の化学療法と性差

切除不能胆道癌に対する化学療法はゲムシタビン（GEM）＋シスプラチン併用療法（GC療法）が標準治療として確立し[3,4)]，広く用いられている。最近ではGEM＋S-1併用療法（GS療法）のGC療法に対する非劣性が確認され，選択肢の一つとして使用可能と報告された[5)]。

英国と日本でそれぞれ行われたGC療法とGEM単独治療の比較試験の統合解析が行われている。合計493例（GC 245例，GEM 248例）が登録され，女性260例，男性233例とほぼ同数であった。PFSとOSについて，男女，年齢，腫瘍の部位，進行度，performance status，前治療歴などのサブグループ解析が行われたが，概してGC療法が良好であり，とくに際立った予後因子は認められなかった。GC療法のGEMに対するハザード比については，PFS，OSともに性差は認められなかった（図1a, b)[6)]。GC療法とGS療法のJCOG1113試験におけるOSのサブグループ解析でも，GS療法のGC療法に対するハザード比は男性0.91

Gender Differences in Chemotherapy for Biliary Tract and Pancreatic Cancer
Junji Furuse
1) 杏林大学医学部腫瘍内科学（〒181-8611 三鷹市新川6-20-2)

表1 非小細胞肺癌の化学療法における有効性の性差（文献1, 2より引用）

	Women	Men	P value
N = 1,157（ECOG trial 1594）	431（37%）	726（63%）	—
Regimen	cisplatin/paclitaxel, cisplatin/gemcitabine, cisplatin/docetaxel, carboplatin/paclitaxel		—
Response rate	19%	19%	0.99
Median progression-free survival（95%CI）	3.8 months（3.6-4.3）	3.5 months（3.0-3.8）	0.022
Median overall survival（95%CI）	9.2 months（8.1-10.4）	7.3 months（6.8-8.0）	0.004
Alive at 1 year	38%	31%	—
Alive at 2/3 year	14%/7%	11%/5%	—
	Women	Men	P value
N = 227	80（35%）	147（65%）	—
Regimen	carboplatin/paclitaxel		—
Response rate	39%	39%	—
Median progression-free survival（95%CI）	5.3 months	4.4 months	0.0081
Median overall survival（95%CI）	22.5 months	12.5 months	<0.001

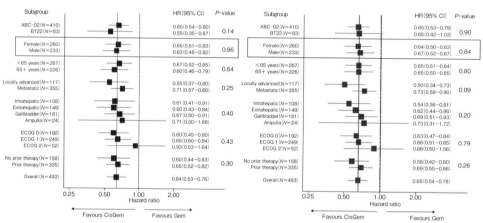

図1 胆道癌に対するゲムシタビン＋シスプラチン併用療法とゲムシタビン単独との比較試験のサブグループ解析
a：無増悪生存期間，b：全生存期間

（95%CI：0.61-1.25），女性1.01（95%CI：0.72-1.42）と性差は認められていない[5]。

このように胆道癌に対する化学療法の有効性に関しては男女による差は認められないと考えてよさそうである。

II．膵癌の化学療法と性差

切除不能膵癌に対する化学療法はGEM単独が標準治療として用いられ，S-1単独あるいはGEM＋エルロチニブ併用療法（GE療法）も選択肢の一つとされてきた。2010年以降，フルオロウラシル，イリノテカン，オキサリプラチン，レボホリナートカルシウム併用療法（FOLFIRINOX療法）およびGEM＋ナブパクリタキセル併用療法（GnP療法）が登場し，良好な治療成績が得られたことから，両者が第一選択の治療法として用いられてきている[7]。

Nippら[8]は膵癌患者の予後について，年齢，性別，人種などの違いを早期（stage I～III）膵癌と進行期（stage IV）膵癌で検討している。それによると早期と進行期ともに年齢や人種による予後の差を認め，男女間では早期で差は認めなかったものの進行期では男性で生存期間が短かったとされている。Stage IV膵癌での予後の差であり，化学療法の有効性が影響している可能性もあると考えられる。この違いについて，喫煙，家族歴，肥満などが原因として考えられるが，今後さらなる検討が必要としている。Oweiraら[9]はstage IV膵癌13,233例の予後因子を検討し，多変量解析の結果65歳未満の年齢，白人，既婚，女性，原発巣の切除，転移病変の切除が予後良好な因子だったとしている。

抗上皮成長因子受容体（epidermal growth factor receptor：EGFR）阻害薬であるエルロチニブはEGFR

表 2 転移を伴う膵癌に対する FOLFIRINOX 療法とゲムシタビン（GEM）による第Ⅲ相試験：全生存期間（OS）と無増悪生存期間（PFS）における性差（文献 13 より引用）

	FOLFIRINOX arm (N=171)	
	Male (n=106)	Female (n=65)
Deaths	81 (76.4)	45 (69.2)
OS		
Median OS, months (95%CI)	10.3 (8.4-12.6)	13.1 (9.0-13.7)
1-year OS, % (95%CI)	42.8% (32.3-52.8)	57.2% (43.30-68.9)
HR (95%CI)	0.73 (0.51-1.06)	
P-value[1]	0.101	
PFS		
Median PFS, months (95%CI)	5.9 (4.2-7.1)	7.2 (5.7-8.6)
HR (95%CI)	0.79 (0.57-1.10)	
P-value	0.169	
	Gemcitabine arm (N=171)	
	Male (n=105)	Female (n=66)
Deaths	92 (87.6)	55 (83.3)
OS		
Median OS, months (95%CI)	6.4 (5.4-7.2)	7.6 (5.3-9.4)
1-year OS, % (95%CI)	19.7% (12.2-28.5)	22.0% (12.3-33.5)
HR (95%CI)	0.80 (0.57-1.11)	
P-value	0.182	
PFS		
Median PFS, months (95%CI)	2.96 (2.04-3.65)	3.48 (1.91-4.11)
HR (95%CI)	0.98 (0.71-1.34)	
P-value	0.876	
	ITT trial population (N=342)	
	Male (n=211)	Female (n=131)
Deaths	173 (82.0)	100 (76.3)
OS		
Median OS, months (95%CI)	7.7 (6.8-9.0)	9.4 (8.0-11.3)
1-year OS, % (95%CI)	31.1% (24.5-38.0)	39.1% (30.1-48.0)
HR (95%CI)	0.79 (0.62-1.02)	
P-value	0.068	
PFS		
Median PFS, months (95%CI)	3.9 (3.5-4.9)	4.3 (3.6-5.7)
HR (95%CI)	0.87 (0.69-1.10)	
P-value	0.245	

[1] P-value corresponds to HR

遺伝子変異非小細胞肺癌に高い有効性が得られているが，奏効割合は男性 6.0%，女性 14.4%と性差を認めている[10]。これは，EGFR の活性型遺伝子変異頻度に差があることに起因し，その頻度は女性 20%，男性 9%と女性で高いことが知られている[11]。一方，膵癌におけるエルロチニブは GEM との併用で用いられ，OS における性別の GE 療法の GEM に対するハザード比は女性 0.98（95%CI：0.75-1.28），男性 0.74（95%CI：0.58-0.95）とむしろ男性で良好な治療成績であったと報告されているが[12]，この違いは明らかではない。

現在切除不能膵癌に対する第一選択の治療として用いられている FOLFIRINOX 療法において，GEM との第Ⅲ相試験（PRODIGE 4/ACCORD 11）で男女による有効性の差が検討されている。それによると有意差はないものの，男性に比べ女性で FOLFIRINOX 療法群の OS, PFS が良好であり，GEM 群を含めた全体でも女性で OS が延長している傾向にあった（表 2，図 2，3）[13]。

以上から，進行膵癌の予後は男性に比べ女性で良好であり，膵癌化学療法においても男女差がありそうだが，日常診療で治療方針を変えるほどのエビデンスはないものと考えられる。

Ⅲ．化学療法の副作用における性差

化学療法の副作用は血液毒性，消化器毒性，皮膚毒性，末梢神経障害などが共通して認められ，化学療法

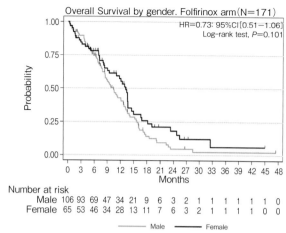

図2 膵癌に対するFOLFIRINOX療法とゲムシタビン単独との比較試験におけるFOLFIRINOX療法の性差(全生存期間)

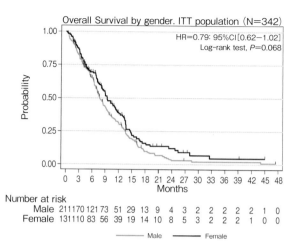

図3 膵癌に対するFOLFIRINOX療法とゲムシタビン単独との比較試験における全症例の性差(全生存期間)

表3 非小細胞肺癌の化学療法における毒性の性差(文献1,2より引用)

	Women	Men	P value
N=1,157(ECOG trial 1594)	431(37%)	726(63%)	—
Nausea	83%	70%	<0.0001
Vomiting	65%	52%	<0.0001
Alopecia	64%	53%	0.0003
Neurosensory	49%	42%	0.02
Neuropsychiatric	22%	14%	0.001
Cardiac toxicity>grade 3	4.1%	7.6%	0.02
	Women	Men	P value
N=227	80(35%)	147(65%)	—
Leukocytopenia(grade 3/4)	38.8%	15%	<0.0001
Neutropenia(grade 3/4)	75%	71.4%	0.39
Thrombocytopenia(grade 3)	2.5%	0.7%	0.46
Neurotoxicity(grade 1/2)	41.2%	44.9%	0.869

の副作用の発現にはいくつかの性差が明らかとなっている。非小細胞肺癌におけるプラチナベースの化学療法の副作用は，悪心・嘔吐，脱毛，神経障害，新毒性など，概して女性に強く発現したと報告されている(表3)[1]。

1. 血液毒性

殺細胞性抗がん剤においてもっとも頻度の高い副作用の一つであり，発熱性好中球減少症などときに致死的な状態になり得る副作用である。非小細胞肺癌に対するプラチナベースの化学療法では血液毒性に性差は認められなかったとされている[1]。一方，日本人の非小細胞肺癌に対するカルボプラチン＋パクリタキセル併用療法においては，Grade 3〜4の白血球減少の発現が男性15%，女性39%に認められ，有意に女性に多かったと報告されている(表3)[2]。膵・胆道癌で広く用いられるGEMについても女性で好中球減少が高頻度だったという報告もみられ，クリアランスが男性では97.5 L/hr，女性では33.2 L/hrと性差が存在することもその理由とされている[14]。

2. 悪心・嘔吐

悪心・嘔吐も殺細胞性抗がん剤において非常に発現頻度の高い副作用であり，もっとも患者に苦痛を与えるものの一つである。古くから悪心・嘔吐の性差は報告されており，女性は悪心・嘔吐のリスク因子とされている。NCCNガイドラインではアルコール使用が少ない，乗り物酔い，つわりの既往がある50歳未満の若い女性で化学療法の急性期悪心が起きやすいとしている[15]。

Mukoyamaら[16]は，がん患者を対象とした化学療法の副作用に関する前向きの観察研究を行い，プラチナベースの化学療法を受けた55名において女性，非ステロイド非炎症性薬剤の使用，乗り物酔いがしやすい，心配性，が悪心嘔吐に関連する因子と報告されている。我が国で実施した大規模な前向きの観察研究では，1,910名のがん化学療法を受けた患者の悪心・嘔吐

を解析し，女性の急性悪心・嘔吐の男性に対するオッズ比が3.087と3.514と有意にリスクが高いことが示された[17]。

がん化学療法に伴う悪心・嘔吐は男女差が大きく，日常診療でとくに留意すべき副作用と考えられる。女性に対し化学療法を計画する際には，乗り物酔いの有無，つわりが強かったかどうか，などを確認し，リスクが高い場合には初回から制吐剤を十分に使用するなどの対策が必要である。

おわりに

胆道・膵癌においても化学療法を含む予後に性差があり，女性で生存期間が長いことが示唆されている。ただ，化学療法のレジメン選択のうえで性別を考慮するほどの違いはなさそうである。一方，副作用の性差として，悪心・嘔吐は女性に多く，乗り物酔いやつわりなどのリスク因子も明らかとなっている。化学療法の効果を引き出し，長期に継続するためにはこれらの情報を事前に把握することで副作用の管理を適切に行う必要があるものと考えられる。

参考文献

1) Wakelee HA, Wang W, Schiller JH, et al.: Survival differences by sex for patients with advanced non-small cell lung cancer on Eastern Cooperative Oncology Group trial 1594. J Thorac Oncol 1: 441-446, 2006.
2) Yamamoto H, Sekine I, Yamada K, et al.: Gender differences in treatment outcomes among patients with non-small cell lung cancer given a combination of carboplatin and paclitaxel. Oncology 75: 169-174, 2008.
3) Valle J, Wasan H, Palmer DH, et al.: Cisplatin plus gemcitabine versus gemcitabine for biliary tract cancer. N Engl J Med 362: 1273-1281, 2010.
4) Okusaka T, Nakachi K, Fukutomi A, et al.: Gemcitabine alone or in combination with cisplatin in patients with biliary tract cancer: a comparative multicentre study in Japan. Br J Cancer 103: 469-474, 2010.
5) Morizane C, Okusaka T, Mizusawa J, et al.: Randomized phase III study of gemcitabine plus S-1 combination therapy versus gemcitabine plus cisplatin combination therapy in advanced biliary tract cancer: A Japan Clinical Oncology Group study (JCOG1113, FUGA-BT). J Clin Oncol 36: 205, 2018.
6) Valle JW, Furuse J, Jitlal M, et al.: Cisplatin and gemcitabine for advanced biliary tract cancer: a meta-analysis of two randomised trials. Ann Oncol 25: 391-398, 2014.
7) 日本膵臓学会膵癌診療ガイドライン改訂委員会編：膵癌診療ガイドライン2016年版. 金原出版, 2016.
8) Nipp R, Tramontano AC, Kong CY, et al.: Disparities in cancer outcomes across age, sex, and race/ethnicity among patients with pancreatic cancer. Cancer Med 7: 525-535, 2018.
9) Oweira H, Petrausch U, Helbling D, et al.: Prognostic value of site-specific metastases in pancreatic adenocarcinoma: A Surveillance Epidemiology and End Results database analysis. World J Gastroenterol 23: 1872-1880, 2017.
10) Shepherd FA, Rodrigues Pereira J, Ciuleanu T, et al.: Erlotinib in previously treated non-small-cell lung cancer. N Engl J Med 353: 123-132, 2005.
11) Paez JG, Jänne PA, Lee JC, et al.: EGFR mutations in lung cancer: correlation with clinical response to gefitinib therapy. Science 304: 1497-1500, 2004.
12) Moore MJ, Goldstein D, Hamm J, et al.: Erlotinib plus gemcitabine compared with gemcitabine alone in patients with advanced pancreatic cancer: a phase III trial of the National Cancer Institute of Canada Clinical Trials Group. J Clin Oncol 25: 1960-1966, 2007.
13) Lambert A, Jarlier M, Gourgou Bourgade S, et al.: Response to FOLFIRINOX by gender in patients with metastatic pancreatic cancer: Results from the PRODIGE 4/ACCORD 11 randomized trial. PLoS One 12: e0183288, 2017.
14) 三浦篤史, 尾上雅英, 寺田智祐, ほか：ゲムシタビン単剤療法による血液毒性の性差. Jpn J Pharm Health Care Sci 36: 57-60, 2010.
15) NCCN Guidelines version 2.2017. Antiemesis.
16) Mukoyama N, Yoshimi A, Goto A, et al.: An Analysis of Behavioral and Genetic Risk Factors for Chemotherapy-Induced Nausea and Vomiting in Japanese Subjects. Biol Pharm Bull 39: 1852-1858, 2016.
17) Tamura K, Aiba K, Saeki T, et al.: Testing the effectiveness of antiemetic guidelines: results of a prospective registry by the CINV Study Group of Japan. Int J Clin Oncol 20: 855-865, 2015.

* * *

2005年に発刊された『急性胆管炎・胆嚢炎の診療ガイドライン』の改訂版！
TG13のモバイルアプリ(iphone,iPad,Android対応)がダウンロードできます!!

TG13新基準掲載！ [第2版]
急性胆管炎・胆嚢炎診療ガイドライン2013

急性胆管炎・胆嚢炎診療ガイドライン改訂出版委員会

日本腹部救急医学会，日本肝胆膵外科学会，日本胆道学会，日本外科感染症学会，日本医学放射線学会

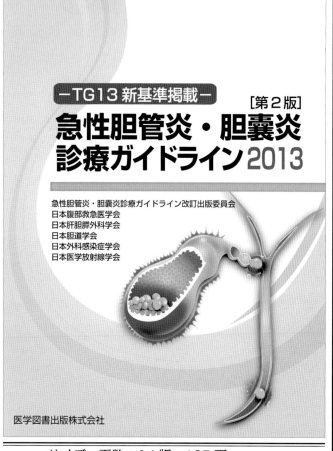

サイズ・頁数：A4版・195頁
定価　（本体　4,500円＋税）
ISBNコード：978-4-86517-000-9

[目次]
序文
評価委員の言葉
第Ⅰ章　クリニカルクェスチョン一覧
第Ⅱ章　本ガイドライン改訂の必要性と作成方法
第Ⅲ章　定義・病態
第Ⅳ章　急性胆管炎・胆嚢炎診療フローチャートと基本的初期治療
第Ⅴ章　急性胆管炎の診断基準と重症度判定基準・搬送基準
第Ⅵ章　急性胆嚢炎の診断基準と重症度判定基準・搬送基準
第Ⅶ章　急性胆管炎・胆嚢炎に対する抗菌薬療法
第Ⅷ章　急性胆管炎に対する胆管ドレナージの適応と手技
第Ⅸ章　急性胆嚢炎に対する胆嚢ドレナージの適応と手技
第Ⅹ章　急性胆嚢炎―手術法の選択とタイミング―
第Ⅺ章　その他の胆道炎
第Ⅻ章　急性胆管炎・胆嚢炎診療ガイドラインの評価　―DPCデータを用いた解析より―
第ⅩⅢ章　急性胆管炎・胆嚢炎診療バンドル
索　引
付　録

詳しくは▶URL：http://www.igakutosho.co.jp　または、医学図書出版 で 検索

医学図書出版株式会社

〒113-0033　東京都文京区本郷2-29-8（大田ビル）
TEL：03-3811-8210　FAX：03-3811-8236
URL：http://www.igakutosho.co.jp
E-mail：info@igakutosho.co.jp

2013.4

特集

胆膵疾患と性差医学

女性における放射線診断ならびに放射線治療による被曝の留意点

唐澤　克之[1)]

要約：胆膵疾患に対しても検査もしくは治療目的で放射線を使用することが多くなってきている。妊娠可能な年齢の女性の胆膵疾患に対して放射線治療を必要とする場合はごくまれであるが、それが卵子や胎児に照射されると、時期によっては、不妊、流産、奇形、精神遅滞、出生後の悪性腫瘍の発生とさまざまな障害を発生させる。よって可能な限り妊婦に対する放射線を用いた診断および治療は避ける。また白血病などの血液疾患で造血幹細胞移植を行う際には、大量化学療法や全身照射の卵子もしくは卵巣組織への影響を避けるため、あらかじめ卵子もしくは卵巣組織を体外に取り出して凍結保存を行うことが、よく行われている。その際には、日本産科婦人科学会の「医学的適応による未受精卵子、胚（受精卵）および卵巣組織の凍結・保存に関する見解」に従って凍結保存が行われることとなっている。悪性腫瘍に関する主治医と生殖医療担当医の密接な情報交換と患者への十分な説明が必須である。

Key words：胆膵疾患，放射線被曝，遺伝的影響，卵子，卵巣組織の凍結保存

はじめに

　胆膵に発生する悪性腫瘍は，一般的に罹患年齢が高いこと，比較的罹患頻度が低いこと，そして現時点ではまだ治癒率も低いことから，悪性腫瘍に対して放射線療法を用いる際に，女性の将来にわたっての妊孕性ならびに胎児への影響のことが問題になることは極めてまれである。しかしながら，性差医学を論じる場合，放射線被曝の女性への影響は避けては通れない問題である。本稿ではまず放射線の人体への影響について触れ，患者が被曝する医療被曝について触れ，その後に卵子および胎児への影響について触れ，最後に卵子や卵巣組織の凍結保存についてご紹介する。

I. 放射線の人体に与える影響

　放射線が人体に与える影響としては，放射線を浴びた本人に影響が現れる身体的影響と，その人の子供に影響が現れる遺伝的影響がある。また，身体的影響は急性影響と晩発性影響に分けられる。

1. 身体的影響

　全身に強い放射線を受けたときの身体的影響は，数週間以内に現れる急性影響と数年から十数年後に現れる晩発性影響とに分けられる。身体的影響の現れ方は受けた放射線の量が同じでも年齢などによって差があり，胎児や小児は大人より放射線感受性が高い傾向がある。

　急性影響は，一般的に細胞分裂の盛んなところほど感受性が高くなり，人の組織では骨髄やリンパ節，生殖腺，消化管，皮膚などに影響が現れる。症状として下痢・嘔吐，発熱や好中球・リンパ球の減少や，皮膚の火傷，脱毛などがあげられる。また被曝する範囲にも障害の程度は依存し，例えば7Gvの線量を全身に浴びると（7Sv）生存不可能であるが，身体の一部であ

Consideration on the Exposure to Medical Radiation for Ovum and Fetus
Katsuyuki Karasawa
1) がん・感染症センター都立駒込病院放射線科
（〒113-8677 文京区本駒込3-18-22）

れば必ずしも致命的にはならない。

一方晩発性影響は，放射線を受けたあとに，数ヵ月後もしくは数十年後にかけて，白血病や悪性腫瘍が発生したり，白内障や寿命短縮が起こったりすることを指す。

2．遺伝的影響

遺伝的影響は，生殖腺が高レベルの放射線を受けると，生まれてくる子供に異常があったり，正常に生まれてきてもその後の世代に影響を及ぼしてしまったりすることで，放射線によって生殖細胞が突然変異を起こして生じるものである。しかし，遺伝的影響は自然に突然変異が現れるときと同じなので，放射線の影響かどうかの区別は非常に難しいとされている。

また妊娠中の胎児は細胞分裂が盛んで，受精から1ヵ月以内は，組織や器官の基本構造が作られるので，放射線の影響はかなり受けやすくなる。この時期は女性の腹部X線検査に関して十分な注意が必要となる。本稿では主にこの点が取り上げられる。

II．確率的影響と確定的影響

被曝をすれば，誰でも必ずがんになるというわけではない。ただ，被曝をしなかった場合に比べ，発病の確率は高くなる。これを確率的影響という。遺伝的影響や身体的影響のうち白血病やがんなどの症状は，被曝線量が増加するほど発生確率も線量に比例して高くなり，発病した場合の重篤度は被曝線量の大小には関係しないという特徴をもっていると考えられている。

一方，放射線被曝の量がある量（しきい値）を超えると必ず発生する症状があり，これを確定的影響という。急性影響と晩発性影響のうち白内障などがその例で，しきい値を超えて被曝すると，被曝線量が大きくなるにつれて症状は重くなっていく。一般人がしきい値を超えた被曝を受け，急性影響が現れるということは，がん治療などの医療目的の照射を除いて，ほとんどあり得ないが，できる限り無用な被曝を避けることは重要である。

III．放射線被曝の種類

放射線被曝の種類には一般公衆が被曝する公衆被曝と放射線業務に従事する者が被曝する職業被曝，そして患者として被曝することを指す医療被曝がある。公衆の被曝の限度は年間1 mSvとされ，放射線業務従事者の限度は年50 mSv（引き続いた5年間では100 mSv）とされているが，医療被曝には制限がない。これには，限度を超えた被曝でも医療としてより価値のある被曝であれば，許容するという精神のもと行われるからである。図1に主な被曝の線量について示す。

1．医療被曝とその現状

医療の場において患者が自分自身の疾病の診療目的で受ける放射線による被ばくをいう。医療被曝の主なものは，病気に直接関連のある検査または治療，すなわちX線による診断，遠隔放射線装置や密封小線源による治療，放射性医薬品による診断や治療など，また，系統的検査，すなわち集団検診や定期健康診断などである。医療被曝は基本となる放射線診療の頻度が国により大きく異なるため，非常に大きな差がある。2000年の国連科学委員会（UNSCEAR）の報告[1]によれば，いくつかの先進国では，医療被曝の寄与分は自然放射線源から受ける線量に近くなっている。医療手段からの実効線量の大部分は頻度的に多いX線検査によるもので，放射線治療や核医学からの寄与は小さい。

日本平均実効線量は約2.4 mSvで世界平均よりかなり大きいが，我が国では被曝線量が大きい消化器関係およびCTの放射線診断の頻度が多いことによるものと考えられる。最近，透視を多用するため被曝線量が高いといわれているインタベンショナルラジオロジー（IVR）も増加している。IVRによれば，線量は10～100ミリグレイ（mGy）オーダーとなる。表1に主な検査により，患者が被曝する線量をあげる[2]。透視を行う時間（分）を透視を行う際被曝する部位の組織加重係数（表2）を乗じるとIVRは他の検査より大量の被曝が生じることがわかる[3]。

IV．妊娠可能な女性の生殖腺への被曝による不妊が起こる線量

卵子は卵巣内で囊状の封入体（濾胞）に包まれており，濾胞のサイズは大，中，小と差があり，その順に成熟している。一方その差によって放射線感受性も異なるとされる。濾胞の放射線感受性は，中サイズがもっとも高く，次いで大が中間で，小がもっとも放射線抵抗性となる。卵巣に中等度の線量を被ばくしたと仮定すると，大サイズの成熟濾胞からは排卵が起こり受胎は可能であるが，中サイズの濾胞は感受性が高いため影響を強く受け，卵子の成熟は停止してしまう。したがって，もっとも抵抗性の高い未成熟濾胞が成熟するまでは一時的に不妊状態が続くとされる。未成熟濾胞も感受性が低いとはいえ，線量によっては卵子の成熟が阻止されたり，細胞が死んでしまったりすると永久的な不妊となってしまう。卵巣に不妊を起こす被

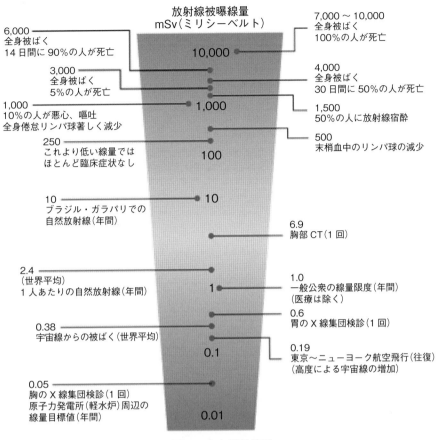

図 1 主な被曝線量

表 1 主な放射線検査と被曝線量

検査	実効線量
胸部撮影	0.03 mSv 程度
腹部撮影	0.7 mSv 程度
上部消化管検査	3 mSv 程度
下部消化管検査	9 mSv 程度
頭部CT撮影	1.8 mSv 程度
胸部CT撮影	8 mSv 程度
腹部CT撮影	7 mSv 程度
核医学検査	0.5～15 mSv 程度
PET検査	4 mSv 程度
乳房撮影	0.4 mSv 程度
透視	25 mGy/分程度

表 2 組織加重係数

臓器/組織	組織加重係数
性腺	0.2
骨髄	0.12
大腸	0.12
肺	0.12
胃	0.12
膀胱	0.05
乳腺	0.05
肝臓	0.05
食道	0.05
甲状腺	0.05
皮膚	0.01
骨表面	0.01
他臓器	0.05

曝線量は，ヒトでは 1.7～6.4 Gy で一時不妊，3.2～10.0 Gy で永久不妊となるとされる[4]。

また不妊にならないまでも，卵巣の被曝で大きな問題となるのは，被曝によって卵子のDNAおよび染色体に起こる遺伝的な変化および傷害である。卵子の受胎能力は放射線診断用の低線量でもIVRで用いる中線量の被曝でも回復するので，照射された卵子は染色体傷害をそのまま次世代の個体発生へ持ち込んでしまい，遺伝的異常や目にみえない突然変異を子孫に伝える。不必要な被曝は避ける用心が肝要である。

一方，放射線治療に起こり得る高線量の被曝は卵子に染色体傷害を起こし同時に不妊も起こす二重の可能性があると想定されるが，さらには被曝による不妊が続くとホルモン環境のために更年期障害が起こってしまう。したがって，がん治療のように治療用に放射線を被曝する際には，将来の妊娠について大きなハンディキャップを背負うため，将来的に妊娠可能な女性の骨盤部への放射線治療の際には十分な説明が必要である。

V. 妊娠中の女性の被曝の胎児への影響

すでに妊娠した胎児への影響はどうであろうか。妊娠中に胎児は着床前期，主要器官形成期，胎児期の三つの期に分けられ，着床前期は，受精した受精卵が子宮に着床するまでの時期であり，受精後約8日間である。この時期には，放射線被曝により胚死亡，流産，未着床などの影響を受ける。主要器官形成期は，細胞が分化して個々の臓器のもとになる細胞ができあがる時期であり，子宮に着床した後の受精後9〜60日の時期である。この時期には，奇形，小頭症，新生児死亡などの影響を受ける。胎児期は，受精後60〜270日の時期であり，臓器，組織が成長を繰り返す時期である。この時期には，新生児の死亡，精神遅滞，出産後の発がんなどの影響を受ける[5]。流産は主要器官形成期にも起こり，そのしきい値は100 mGyとされている。奇形は主要器官形成期にのみ起こり，各器官の奇形のしきい値は100〜200 mGyとされている。精神遅滞の起こるしきい値は120 mGyとされ，国際放射線防護委員会の報告[6]では胎児期の前半に1,000 mGyを被曝するとIQは30ポイント低下し，重篤な精神遅滞は40％に生じるとしている。また出生後の発癌のリスクのしきい値は50 mGyとされている。また遺伝的影響のしきい値は1,000〜1,500 mSvとしている。

以上より，100 mGyまでの被曝は放射線誘発癌のリスクがわずかに出現するが，奇形も精神遅滞もほとんど生じることはなく，人工妊娠中絶は正当化されない。もちろん妊娠中の医療被曝は極力低く抑えるべきことはいうまでもない。

VI. 卵子もしくは卵巣組織の凍結保存と倫理面での配慮

前述のように，放射線被曝の卵子および胎児への影響は大きいものであることから，可及的に避けなければならないことがわかる。本特集のテーマが性差医学ということで，本稿では最後に生殖年齢の女性が放射線療法を受けて，永久不妊に陥る危険性があるときに，卵子の凍結保存，もしくは卵巣の凍結保存の件についても触れる。

放射線療法は胆膵の悪性腫瘍に関しては，卵巣を含んだ形で行われることはまずないといえる。そこで，実際卵子，もしくは卵巣の凍結保存の機会がもっとも多く行われる，白血病などへの造血幹細胞移植前の全身照射を例にとり，説明する。

造血幹細胞移植の詳細については成書を参照されたいが，全身照射の目的は白血病細胞を可及的に0に近い状態まで減少せしめることと，宿主の免疫力も移植造血幹細胞が生着するレベルまで低下させることである。そのために7 Gy/1回もしくは12 Gy/6回などの方法で全身に放射線治療を行う。前述のようにこの放射線の量ではそのまま何も行わないと，免疫不全を起こして患者は亡くなってしまうので，造血幹細胞を移植する。

一方卵巣へもそれらの線量を被曝すると一般に永久不妊になってしまうので，生殖年齢で挙児を希望する場合には，卵子もしくは卵巣の凍結保存がもっとも放射線の影響を受けない対処方法である。

卵子もしくは卵巣の凍結保存についてはガイドライン[7]があり，それをクリアした施設で行われる。

さらに，悪性腫瘍などでみられるように，抗がん剤や放射線療法から妊孕性を担保する目的で，卵子や卵巣を凍結保存する場合には，日本産科婦人科学会が2016年に示した「医学的適応による未受精卵子，胚（受精卵）および卵巣組織の凍結・保存に関する見解」に従って，卵子もしくは卵巣を凍結保存しなければならないとされている[8]。

その全文については同サイトを参照いただきたいが，倫理面で配慮すべき点としては，対象として，本法を施行することが被実施者の妊孕性温存と原疾患の治療の実施に著しい不利益とならないと判断されるものを対象とすること，本法を行うことが原疾患治療に及ぼす影響を把握するため，原疾患主治医（悪性腫瘍に関する主治医）から文書による適切な情報提供がなされていることを要すること，原疾患の治療と卵巣機能の低下の関連性，原疾患の状態，予後，本法の実施が原疾患の予後に影響を及ぼす可能性，本法の詳細，凍結保存された未受精卵子または胚を用いた生殖補助医療の詳細，凍結保存された未受精卵子または胚により将来，被実施者が妊娠する可能性と妊娠した場合の安全性，凍結された未受精卵子または胚の保存期間と許容された保存期間を過ぎた場合の取り扱いなどについて，原疾患主治医と生殖医療担当医が，情報を共有しながら，文書を用いて被実施者（被実施者の意思確認が困難な場合は代諾者）に説明することを要す，などの点である。

その他，凍結保存を行う施設は登録された施設であること，凍結卵子もしくは卵巣組織は被実施者に帰属すること，施設は定期的に被実施者に保存を継続する意思を確認することや，また実際に生殖補助医療に用いるとき（被実施者に対して体外受精を行うことによ

り子宮に戻す時など）には，改めて原疾患主治医から文書による適切な情報提供を得るとともに，日本産科婦人科学会会告「体外受精・胚移植に関する見解」，「顕微授精に関する見解」，および「ヒト胚および卵子の凍結保存と移植に関する見解」に準拠して行うこととされる。

健常者に対して行う生殖補助医療に比べて，条件が厳しいことと，原疾患主治医と生殖医療担当医の密接な連携，および患者への十分な説明がより重要になってくる。

おわりに

胆膵疾患の放射線診療において，女性患者に卵子や卵巣組織の凍結保存が必要になる場合は現時点では極めてまれである。しかしながらわれわれ医療者は放射線診断や放射線治療による被曝が，卵巣ならびに胎児に与える影響を定量的に理解し，常に正当化，最適化，線量制約の三原則を念頭に置き，遺伝的影響を最小にとどめるような努力をすることが肝要である。

参考文献

1) UNSCEAR 2000：The United Nations Scientific Committee on the Effects of Atomic Radiation. Health Phys **79**：314, 2000.
2) 日本放射線公衆安全学会編：医療従事者のための医療被ばくハンドブック．東京，文光堂，2008.
3) 丸山隆司, 岩井一男, 西沢かな枝, ほか：X線診断による臓器・組織線量，実効線量および集団実効線量. Radioisotopes **45**：761-773, 1996.
4) 原子力百科事典 ATOMICA：放射線の生殖腺への影響．http://www.rist.or.jp/atomica/data/dat_detail.php?Title_Key=09-02-04-03
5) Kusama T, Ota K：Radio logical protection for diagnostic examination of pregnant women. Congenit Anom（Kyoto）**42**：10-14, 2002.
6) International Commission on Radiological protection：1990 Recommendations of the International Commission on Radiological Protection. ICRP Publication 60. Ann ICRP **21**：1-201, 1991.
7) 日本生殖医学会：「未受精卵子および卵巣組織の凍結・保存に関するガイドライン」．http://www.jsrm.or.jp/guideline-statem/guideline_2013_01.html
8) 日本産科婦人科学会：「医学的適応による未受精卵子, 胚（受精卵）および卵巣組織の凍結・保存に関する見解」．http://www.jsog.or.jp/ethic/mijyuseiranshi_20160625.html

*　　*　　*

歴史的背景からライセンス取得とトレーニング・システムの総論から
消化管手術（食道、胃、大腸）、肝胆膵手術と麻酔を含めた
術前・術中管理まで加えた各論で構成された
消化器領域のロボット支援手術の指針となる成書!!

消化器ダヴィンチ手術のすべて

■監修　北島政樹
（国際医療福祉大学　学長）

■編集　土田明彦
（東京医科大学外科学第三講座主任教授）

　　　　宇山一朗
（藤田保健衛生大学上部消化管外科教授）

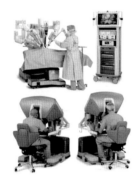

定価（本体4,500円＋税）

■目次

総論 ロボット支援手術の歴史と現状
1. ロボット支援手術の現状と未来
2. 我が国における現状と展望
3. ライセンス取得とトレーニング・システム

各論Ⅰ. 食道
1. 胸部食道癌に対するロボット支援腹臥位胸腔鏡下食道亜全摘術
2. 食道癌に対するロボット支援胸腔鏡下食道切除術
3. ロボット支援下非開胸食道亜全摘、3領域リンパ節郭清

各論Ⅱ. 胃
1. ロボット支援下胃切除の実際―幽門側胃切除を中心に―
2. 胃癌に対するロボット支援下胃切除術
　　―幽門側胃切除術、噴門側胃切除術、胃全摘術を中心に―
3. ロボット支援幽門側胃切除および胃全摘術の手技

各論Ⅲ. 大腸
1. 大腸疾患に対する大腸手術―直腸癌を中心に―
2. ロボット支援下腹腔鏡下直腸癌手術
3. 腹腔鏡下手術と手術支援ロボットダヴィンチの
　　　　hybrid operationによる完全鏡視下直腸位前方切除術
4. ロボット支援直腸低位前方切除術の手技

各論Ⅳ. 肝胆膵
1. ロボット肝切除の手技の実際
2. 胆道外科におけるロボット支援腹腔鏡下手術
3. 膵臓外科におけるロボット支援腹腔鏡下手術
4. 膵癌に対するロボット支援膵体尾部切除術
5. Artery-first approachによるロボット支援膵体尾部切除術

各論Ⅴ. 麻酔
1. 消化器手術における術前・術中管理―食道と大腸の手術を中心に―
2. 消化器ロボット支援手術の麻酔管理法

詳しくは▶URL：http://www.igakutosho.co.jp　または、医学図書出版　で検索

医学図書出版株式会社

〒113-0033　東京都文京区本郷2-29-8（大田ビル）
TEL：03-3811-8210　FAX：03-3811-8236
URL：http://www.igakutosho.co.jp
E-mail：info@igakutosho.co.jp

症例

巨大胆嚢の1例

鈴木　範明[1]・松本諒太郎[1]・野村　栄樹[1]・長﨑　　太[1]・川村　昌司[1]
境　　吉孝[1]・菊地　達也[1]・関口　　悟[2]・中野　善之[2]・長沼　　廣[3]

要約：症例は43歳，男性。人間ドックで腫大した巨大胆嚢を指摘され，消化器内科に精査目的で紹介された。当科受診まで，発熱，黄疸，腹痛などの愁訴は全く認めなかった。精査の結果，肝・胆道系酵素の軽度上昇や巨大胆嚢は認めたものの，それ以外胆道系に胆汁うっ滞の原因となりうる閉塞性疾患は認めなかった。現在の病態と今後の危険因子，とくに急性炎症，外傷による破裂，将来的な悪性化の可能性も否定できないことを説明したが，患者の希望で，まずは経過観察となった。しかし，約半年後，患者から手術を希望する旨の申し出があったので，入院胆嚢摘出術施行となった。胆道系には，巨大胆嚢以外肉眼的・形態的に形成異常の所見は確認できなかった。術後経過は良好で退院となった。本症例に関して若干の文献的考察を行ったので報告する。

Key words：巨大胆嚢，形成異常，硝子変性

はじめに

今回，われわれは自覚症状を全く伴わず，偶然人間ドックで巨大胆嚢を指摘され，当科に紹介された1例を経験したので報告する。本症例は，われわれが過去に経験した胆嚢疾患症例の胆嚢とは比較にならない程の巨大胆嚢であった。

I．症　例

患者：43歳，男性。
主訴：腫大した巨大胆嚢。自覚症状は全く認めない。
既往歴：特記すべきことはなく，手術歴もない。
生活歴：飲酒，毎日酒500 mLまたはビール350～700 mL。
現病歴：2015年12月，人間ドックで腫大胆嚢を指摘されて，精査のため当科に紹介された。

初診時所見：

1）身体所見：体温37.0℃，脈拍83 bpm，血圧149/105 mmHg，身長175 cm，体重92.4 kg，BMI 30.17。
腹部は平坦，軟。圧痛や筋性防御などの腹膜刺激症状や黄疸，腹水などは認めない。肥満のため胆嚢は触知せず。

2）血液・生化学検査：白血球数6,500/μL。CRP 0.11 mg/dLと炎症性反応は認めない。血糖高値を認めた（表1）。

3）腹部CT検査：著明な胆嚢腫大（82×98×180 mm）を認めた。胆嚢壁肥厚や胆嚢周囲の炎症性変化，胆石や腫瘍性病変などは認めなかった。肝内胆管，総胆管，主膵管などに拡張は認めず，胆道系に胆汁うっ滞をきたす閉塞機転となる所見は認めなかった（図1）。

4）腹部MRI検査：胆嚢腫大が著明である以外には，胆嚢壁に肥厚や隆起性病変は認めなかった。また，肝内胆管，総胆管に拡張は認めなかった（図2）。

以上の所見から，巨大胆嚢とそれによる胆嚢内の慢性的な胆汁うっ滞の存在は，今後急性炎症または外傷による胆嚢破裂などの危険性があること，また，悪性病変発生の可能性も完全には否定できないことなどを患者に説明し，今後の治療方針について相談した。その結果，一旦は本人の希望で経過観察となった。

A Case of the Big Gallbladder
Noriaki Suzuki et al
1) 仙台市立病院消化器内科（〒982-8502 仙台市太白区あすと長町1-1-1）
2) 同　外科
3) 同　病理部
論文採択日　平成30年4月9日

表 1 血液・生化学検査成績

赤血球数	532×10⁶/μL	血清 AMY	43 U/L
Hb	16.0 g/dL	尿酸	7.0 mg/dL
Ht	45.1%	e-GFR	98.9
白血球数	6,500/μL	Na	142 mEq/L
血小板数	249×10³/μL	K	4.5 mEq/L
		Cl	104 mEq/L
T-Bil	0.5 mg/dL		
AST	24 U/L	尿糖定性	(−)
ALT	40 U/L	血糖値	131 mg/dL
ALP	213 U/L	HbA1c（GSP）	6.7%
γ-GTP	89 U/L		
LDH	209 U/L	TPHA	(−)
ZTT	8.5 U	BMI	30.17
TTT	5.7 U		
		CEA	1.7 ng/mL
総蛋白	7.8 g/dL	CA19-9	2 U/mL
A/G 比	1.55		
		HBs 抗原	(−)
T-chol	207 mg/dL	HCV 抗体	(−)
HDL-chol	45 mg/dL		
LDL-chol	135 mg/dL	便潜血	(−)
中性脂肪	162 mg/dL		
		尿蛋白	(−)
CRP	0.11 mg/dL	尿潜血	(−)
BUN	12 mg/dL		
Cre	0.69 mg/dL		
RF 定量	5.0 U/dL		

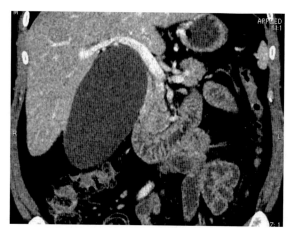

図 1 腹部造影 CT
著明な胆囊の腫大を認めるが，胆囊壁の肥厚や胆囊周囲の炎症性変化は認めない。

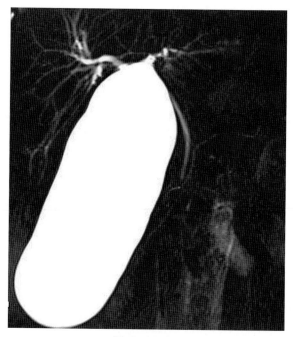

図 2 MRCP
胆囊の腫大が著明で，胆囊壁に肥厚や隆起性病変は認めない。総胆管，主膵管に拡張はない。

患者には，初回は初診時から3ヵ月後，その後は6ヵ月ごとに経過観察することを説明し了承を得た。

経過観察中所見：

1）血液・生化学検査：軽度の肝機能障害があるが，炎症性反応は認めなかった。血糖高値に関しては，精査を推奨するも，近医に相談するとの回答であった。現在まで糖尿病の治療は受けていない。

2）US，CT 検査：胆囊は，226×89 mm，208×80 mmと腫大はしているものの，とくに増大傾向は認めなかった。胆囊壁肥厚や胆囊周囲の炎症性変化は認めず，総胆管，膵管に拡張は認めなかった。肝は脂肪肝の像

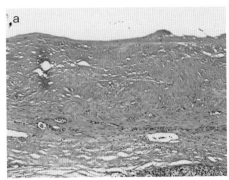 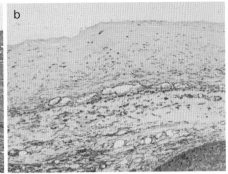

図 3
a：病理組織　胆嚢壁では粘膜，筋層が消失し，壁全層にわたり硝子変性がみられる（HE 染色）。
b：病理組織　抗 SMA 免疫染色像．SMA の免疫染色では，壁内の筋繊維をわずかにみるが，明らかな筋層構造は確認されない。

を示していた。腎，脾などには異常は認めなかった。

3）消化器内視鏡検査：上部消化管内視鏡検査では，逆流性食道炎と胃ポリープを認め，経過観察とした。下部消化管内視鏡検査では，異常所見は認めなかった。

4）心電図検査：多発性心室性期外収縮を認め当院循環器科を紹介したが経過観察となった。

5）その他の検査：胸部 X 線撮影，呼吸機能検査などはいずれも問題はなかった。

経過観察中，初診時から約 9 ヵ月後に，患者本人から手術を希望する旨の申し出があったので，胆嚢摘出術施行のため当院外科に入院となった。

手術所見：

仰臥位，全麻下で腹腔鏡下胆嚢摘出術を施行した。CO_2 気腹下に腹腔内を観察したが，外観上異常は認めなかった。胆嚢はカテラン針で穿刺，内容物を吸引した。吸引した胆嚢内容物は，無色透明漿液性の胆汁で約 1,400 mL 吸引後，胆嚢摘出術の操作に移った。カロー三角を確認し，胆嚢動脈，次いで胆嚢管を結紮切離した。操作中に胆道系に形成異常は認めなかった。胆汁漏出，出血などのないことを確認した。摘出胆嚢標本では，胆嚢壁肥厚は認めず，胆嚢，胆嚢管などに肉眼的に形態的な異常は認めなかった。

病理組織診断：

粘膜上皮はほぼ脱落しており，間質にはうっ血，線維化，硝子化が目立ち，炎症細胞浸潤は一部に軽度みるのみである。石灰化や悪性所見は認めない。胆嚢炎の終焉像としての硝子化と判断される（図 3a）。

抗 SMA（alpha- smooth muscle actin）免疫染色像では壁内の筋繊維をわずかにみるが，明らかな筋層構造は確認されなかった（図 3b）。

胆汁細菌検査と細胞診：胆汁の細菌学的検査では，一般細菌，カンジダ，嫌気性細菌などはいずれも陰性。細胞診では悪性所見は認めなかった。

術後経過：経過良好で退院となる。

II．考　察

胆道系は発生学上，先天異常（形成異常）の多い臓器で，古くから多数の報告がある。

今回，われわれは巨大胆嚢の 1 例を経験したが，本症例が形成異常の範疇に属するものか，もしくは，単に巨大な胆嚢ということなのか，その区別は難しいと考えられた。そこでまず，成人胆嚢の大きさについて内外の報告を検討した。

欧米の成書には，胆嚢全長（長径）は 7～10 cm[1~3]，幅 2.5～4.0 cm[2,3]，胆嚢容量は 15～60 mL[1~4] と記載されている。一方，本邦では，胆嚢長径 4～10 cm[5~9]，幅 2.5～4.0 cm[6,7,9]，容量 30～60 mL[5~9] と記述されている。内外の報告ともに胆嚢の大きさ，容量に関してあまり差異はない。

日本人解剖例 150 例の胆嚢計測成績[10]は，胆嚢の長さ 8.6±1.2 cm（M±SD），幅 3.8±0.817 cm で，とくに大きいものとして，長径 11.0～12.0 cm が 10 例，幅 6.0～6.5 cm 3 例と記載されている。同様に，約 150 例の胆嚢の計測[11]では，胆嚢長径平均 8.6 cm（実測値 5.0～12.0 cm），幅平均 3.8 cm（実測値 2.0～6.5 cm）と報告され，年齢別・性別による計測値では，年齢による差は認めないが，性別では男性のほうが多少大きい傾向があった。

一方，臨床例での報告[12]において，胆道疾患の合併のない開腹術施行例 377 例の計測値は，胆嚢全長（頸部〜底部）7.1±1.37 cm（M±SD），最大横径（幅）2.8±0.30 cm であり，同一施設の入院中死亡剖検例の計

測値は，胆嚢全長 6.2±1.90 cm（M±SD），最大横径 3.4±0.51 cm であった．

これらの胆嚢の計測値成績から判断して，本症例の胆嚢が異常に大きいことが判る．

胆嚢が腫大する原因には，種々さまざまな要因がある．胆道疾患と関連したものとして一般的には，胆石や腫瘍などにより胆嚢管や胆嚢頸部に閉塞・狭窄状態が惹起され，胆汁うっ滞が起こり，胆嚢膿腫，胆嚢水腫が発生し，胆嚢が腫大する．また，胃迷走神経切除後の二次的胆嚢腫大，先天性因子による胆嚢腫大，あるいは糖尿病症例での胆嚢腫大などが報告されている．

そこで，条件として急性炎症合併例を除外したうえで，糖尿病患者での胆嚢腫大例と胆嚢管・胆嚢頸部などに閉塞・狭窄を認めない胆嚢水腫例について本症例と比較検討した．

糖尿病患者における腫大胆嚢の検討で Bloom ら[13]は，腫大した胆嚢に"diabetic cholecystomegaly"と命名し，糖尿病治療患者 25 例中 4 例（16％）に胆嚢腫大を認めたとして報告している．対象症例は，糖尿病治療中の患者で，胆道閉塞機転がなく，迷走神経切除術が施行されていない症例である．胆嚢内胆汁容量は computing method で測定し，130～135 mL 2 例，165～170 mL 1 例，325～330 mL 1 例であった．本症例は糖尿病治療の既往がなく"diabetic cholecystomegaly"には該当しないと考えた．

胆嚢水腫例として，胆嚢管閉塞のない胆嚢結石症 78 例の報告[14]では，容量は 5～70 mL であった．また，小児例[15]では，先天性胆嚢隔壁により胆嚢水腫をきたした症例は，無症状で，胆嚢管に閉塞機転がなく，胆嚢は 10.5×3×3 cm 大であったと報告している．本症例では胆嚢自体が巨大であり，硝子化を主とした病理所見とも併せ，異なる病態と考えられた．

とくに興味深い症例に，Allison[16]は，胆嚢の先天性奇形として"cholecystocele"と命名し 1 例を報告している．肝外胆道系の先天性異常は多数報告があるが，この症例がはじめての報告と考えると著者は述べている．

症例は，19 歳，男性．発熱，黄疸を伴って入院，諸検査の結果，腫大した胆嚢を確認した．胆嚢の穿刺吸引量は初回 3,500 mL，2 回目 2,000 mL と大量で，その性状は胆汁成分を含んでおり，非感染性であった．退院後約 2 ヵ月で，再度黄疸，肝機能障害が出現したので入院手術となった．手術時，cholecystocele から 4,000 mL の内容液を吸引した．総胆管を確認，胆嚢管は結紮切離，cholecystocele は完全摘出せず，cystoenterostomy（側-側吻合）を施行，総胆管に T 字管を挿入した．摘出胆嚢標本は，切除した cholecystocele の壁は 3～5 mm と厚く，組織像は上皮脱落と密度の高い線維性組織であった．

Allison は，本症例の発生について choledochocyst の生成と類似しているのではないかと類推している．われわれの症例は，胆嚢の大きい点では，Allison の報告例に類似しているが，その異同については不明である．

次に，胆嚢の先天異常または形成異常の観点から，文献的に検討を行った．Boyden[17]の胆嚢の発生に対する哺乳動物やヒトの胎生学的，発生学的見地からの奇形・形成異常に関する検討では，ブタの先天性胆嚢奇形で，胆嚢管は一つで，胆嚢の底部がくびれた巨大な vesica fellea divisa（分割胆嚢，二葉性胆嚢）を報告している．これは大変興味ある報告である．

本症例の胆嚢病理所見は，慢性胆嚢炎の終焉像で，硝子変性[18]が認められている．組織の硝子変性は，徐々に進行する血行障害の場合に認められるとの報告がある[19,20]．本症例は胆汁の慢性的うっ滞と胆嚢内圧上昇に伴い，胆嚢の吸収・分泌機能の荒廃による胆汁の濃縮機能などの低下の結果，胆汁の性状が無色透明漿液性に変化したものと考えられた．

本症例は胆嚢の形成異常の範疇に入るものかどうか明らかではないが，巨大胆嚢と，それによる胆汁の長時間うっ滞，濃縮機能の荒廃などが関連した特殊な病態と考えられた．

まとめ

自覚症状が全く認められない巨大胆嚢の 1 例について，胆嚢の形態を中心に文献学的に検討し考察を試みた．本症例は極めてまれな症例と考える．

参考文献

1) Simore DM：Gallbladder and Biliary Tree：Anatomy and Structural Anomalies. Textbook of Gastroenterology,（Yamada T）, 3rd ed., 2244-2257, Lippincott Williams & Wilkins, Philadelphia, 1999.

2) Suchy FJ：Embryology and Anatomy of The Biliary Tract. Gastrointestinal Disease, Pathophysiology/Diagnosis/Management,（Sleisenger M. H, Fordtram J. S）, 5th ed., 1725-1729, WB Saunders, Philadelphia, 1993.

3) LaRusso NF：Gallbladder and Bile Ducts. Gastroenterology and Hepatology,（Feldman M）, 6th ed., p1.8, Churchill Livingstone, Philadelphia, 1997.

4) Spiro HM：Gallbladder and Biliary Duct Disorders. Clinical Gastroenterology,（Spiro H. M）, 4th ed, 839-

856, McGraw-Hill, New York, 1977.
5) 武藤良弘：消化器の形態　胆道．ベッドサイド消化器病学，丹羽寛文，中沢三郎，辻孝夫他編，13-16，南江堂，1996.
6) 葛西洋一，佐々木英制：胆道．現代外科学大系　肝臓・胆道Ⅰ，本木誠二編，37-68，中山書店，1972.
7) 村上弘：肝臓，胆囊，膵臓．日本人のからだ―解剖学的変異の考察，佐藤達夫，秋田恵一編，721-734，東京大学出版会，2000.
8) 金子丑之助：胆囊．日本人体解剖学Ⅱ，金子丑之助，106-108，南山堂，1959.
9) 大野栄三郎，伊藤彰浩，川嶋啓揮，ほか：先天異常　胆囊形態の異常．肝・胆道系症候群Ⅲ，380-383，別冊日本臨床，新領域別症候群シリーズ，2011.
10) 山口寛：邦人胆系の局所解剖知見．解剖学雑誌 3：194-229, 1930.
11) 鈴木隆雄：肝臓．日本人のからだ―健康身体データ集，191-195，朝倉書店，1991.
12) 槇哲夫：胆囊の形態について．外科治療 18：367-369, 1968.
13) Bloom AA, Stachenfeld R：Diabetic cholecystomegaly. JAMA 208：357-359, 1969.
14) 川島健吉：胆石による胆囊管閉塞症．診断と治療 65：659-666, 1977.
15) 佐藤恭信，北村享俊，菅沼靖，ほか：完全横断型先天性胆囊隔壁による胆囊水腫の1例．日小外会誌 19：1269-1272, 1983.
16) Allison JG：Cholecystocele, A congenital anomaly of the gallbladder. Arch. Surg 113：994-997, 1978.
17) Boyden EA：The accessory gallbladder- An embryological and comparative study of aberrant biliary vesicles occurring in man and the domestic mammals. Am J Anat 38：177-231, 1926.
18) 武藤良弘：閉塞性胆囊症．胆囊疾患の臨床病理，109-116，医学図書出版，1985.
19) 赤崎兼義：物質代謝障害，変性．病理学総論，赤崎兼義，161-216，南山堂，1970.
20) 河野通盛，杉原誉明：胆囊水腫．胆道系症候群Ⅲ，452-454，別冊日本臨床，新領域別症候群シリーズ，2011.

*　　*　　*

なるほど統計学と おどろき Excel® 統計処理

改訂第7版

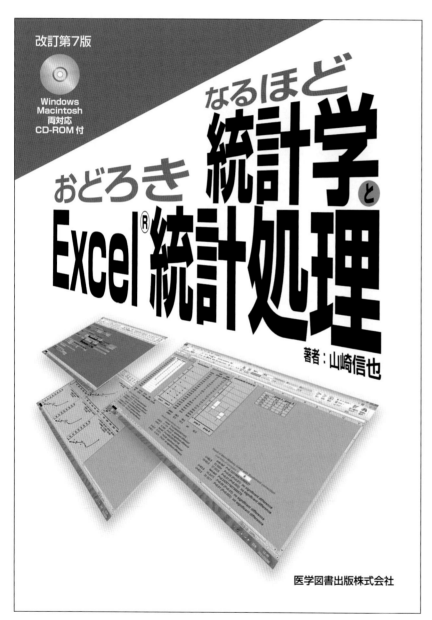

著者：山崎信也

Excel®統計処理用CD-ROM（ystat2013）付属
以下25種の統計処理法プログラム済み

1. 対応があるt検定（Paired t-test）
2. ウイルコクソン順位和検定
   （Wilcoxon t-test）
3. 対応がないt検定
   （Unpaired t-test）
4. マンホイットニー順位和検定
   （Mann-Whitney U-test）
5. 対応がある分散分析
   （Repeated measures ANOVA）
6. フリードマン順位検定
   （Friedman's χ2r-test）
7. 対応がない分散分析
   （Non-repeated measures ANOVA）
8. クリスカルウオーリス順位検定
   （Kruskal Wallis H-test）
9. ボンフェローニ検定
   （Bonferroni Correction）
10. ダネット検定（Dunnett's test）
11. SNK検定
    （SNK：Student-Newman-Keuls test）
12. ボンフェローニ補正ウイルコクソン検定
    （Wilcoxon t-test with Bonferroni correction）
13. ボンフェローニ補正マンホイットニー検定
    （Mann-Whitney U-test with Bonferroni correction）
14. カイ二乗検定（Chi-square test）
15. 2×2カイ二乗検定
    （2×2 Chi-square test）
16. イエーツ補正2×2カイ二乗検定
    （Yates 2×2 Chi-square test）
17. フィッシャー直接確率試験
    （Fisher exact probability）
18. m×nカイ二乗検定（m×n Chi-square test）
19. イエーツ補正m×nカイ二乗検定
    （Yates m×n Chi-square test）
20. F検定（F-test）
21. ヒストグラム（Histogram）
22. 直線回帰（Linear regression）
23. 非直線回帰（Non-linear regression）
24. 相関（Correlation）
25. スペアマン順位相関（Spearman's correlation）

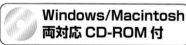　**Windows 8 対応**

定価　（本体4,500円＋税）

医学図書出版株式会社

〒113-0033　東京都文京区本郷2-29-8（大田ビル）
TEL：03-3811-8210　FAX：03-3811-8236
URL：http://www.igakutosho.co.jp
E-mail：info@igakutosho.co.jp
郵便振替口座　00130-6-132204

2013.03

腎細胞癌胆嚢転移の1例―本邦報告36例の集計―

中沢和之[1]・前北隆雄[2]・新垣直樹[1]・文野真樹[1]・太田有紀[1]・西村道彦[1]・廣川佳織[1]

要約:症例は64歳,男性。52歳のとき腎細胞癌で右腎摘出術を受けた12年後,腹部CT検査で,横隔膜転移,胆嚢には24mm大の造影される胆嚢腫瘍を認めた。開腹胆嚢摘出,横隔膜腫瘍生検の結果,腎細胞癌(clear cell type)胆嚢転移,横隔膜転移と診断した。腎細胞癌胆嚢転移の本邦報告例は36例と比較的まれであるので報告する。

Key words:腎細胞癌,胆嚢転移,横隔膜転移

はじめに

腎細胞癌は,肺,肝臓,骨などに血行性転移をきたしやすいことが知られているが,胆嚢への転移は比較的まれである。今回われわれは,腎細胞癌術後12年目で,胆嚢転移をきたした1例を経験したので報告する。

I.症例

患者:64歳,男性。
主訴:右上腹部痛。
家族歴:特記事項はない。
既往歴:52歳,腎細胞癌(clear cell type)のため右腎摘出術。
現病歴:2008年9月初旬から右上腹部痛を認めた。症状が持続するため,9月14日,当院泌尿器科を受診した。腹部CT検査の結果,肝腫瘍の疑いで,当院消化器内科に紹介となった。
現症:栄養体格中等度。意識清明。体温36.6℃。脈拍70/分,整。血圧130/70mmHg。眼瞼結膜に貧血はなく,眼球結膜に黄疸はなかった。表在リンパ節は触知しなかった。胸部に異常所見は認めず,腹部も平坦,軟で,肝,脾,腎は触知しなかった。神経学的に異常所見を認めなかった。下腿に浮腫はなかった。
血液検査所見:貧血はなく,肝胆道系酵素の上昇は認めなかった。腫瘍マーカーはAFP 2.3ng/mL,PIVKA-II 24mAU/mL,CEA 1.2ng/mL,CA19-9 10U/mLと正常であった。
腹部CT検査:右側の横隔膜に30×40mm大の低吸収で造影されない不整形の腫瘤を認めた(図1a)。胆嚢床側胆嚢底部に造影される24×15mm大で辺縁明瞭な楕円形の腫瘤を認めた(図1b)。
腹部MRI検査:右側の横隔膜にT1強調像で低信号像,T2強調像で高信号像を呈する不整形の腫瘤(図2a,b)を,胆嚢底部に内部不均一なT1強調像で低信号像,T2強調像で,高信号像を呈する腫瘤を認めた(図3a,b)。

PET(Positron Emission Tomography)-CT検査では,横隔膜の腫瘤に一致してFDGの集積(SUV=4)を認めた。胆嚢腫瘍にはわずかにFDGの集積(SUV=3.19)を認めた(図4a,b)。PET-CT検査の胸部CT検査で,右上肺野に10×10mm大の腫瘤を認め,わずかにFDGの集積(SUV=1.3)を認めた。

診断・加療目的に,和歌山県立医科大学付属病院に紹介した。

手術所見:胆嚢癌,腎細胞癌横隔膜転移の診断で,開腹胆嚢摘出術,横隔膜腫瘍生検が施行された。
摘出標本:胆嚢底部に腫瘍を認め,胆嚢壁と腫瘍との境界は明瞭で粘膜下腫瘍様であった(図5)。割面は黄色調であった。
病理組織検査:胆嚢腫瘍,横隔膜ともmetastatic

Gallbladder Metastasis of Renal Cell Carcinoma—Case Report and Review of 36 Patients Reported from Japan—
Kazuyuki Nakazawa et al
1)西村会向陽病院消化器内科(〒640-0012 和歌山市津秦40)
2)和歌山県立医科大学内科学第2講座
論文採択日 平成30年4月10日

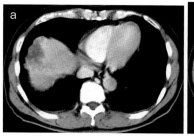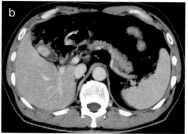

図1 腹部造影CT検査
a：右横隔膜に径3×4 cm大低吸収で造影されない，不整形の腫瘤を認める。
b：胆囊内部に造影される径2.4×1.5 cm大辺縁明瞭な楕円形の腫瘤を認める。

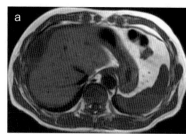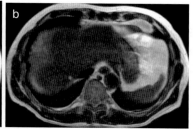

図2 腹部MRI検査
a：右横隔膜にT1強調像で低強調像の腫瘤を認める。
b：T2強調像で，高強調像を呈する不整形の腫瘤を認める。

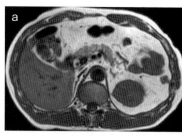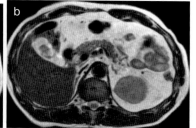

図3 腹部MRI検査
a：胆囊内部に内部不均一なT1強調像で低調像の腫瘤を認める。
b：T2強調像で，高強調像を呈する腫瘤を認める。

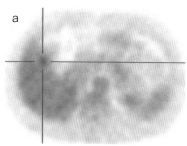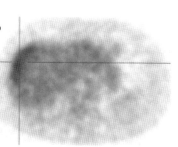

図4 PET-CT検査
a：右横隔膜の腫瘤に一致してFDGの集積（SUV=4）を認める。
b：胆囊腫瘍に一致してFDGの集積（SUV=3.19）を認める。

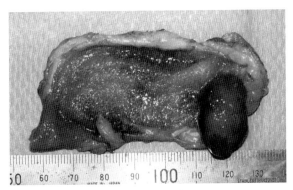

図5 摘出標本
胆嚢内にpolypoid病変を認める。

図6 病理組織検査
腎細胞癌からの胆嚢転移，clear cell type（H-E染色×100倍）。

renal cell carcinoma, clear cell type（図6）との結果であった。

以後，和歌山県立医科大学付属病院で，腎細胞癌肺転移，横隔膜転移に対してsorafenibの服薬治療が行われたが2011年，原病死された。

II. 考　察

進行腎細胞癌では，約30％の遠隔転移が報告されており，転移臓器としては，肺57％，骨49％，皮膚11％，肝8％とされており，胆嚢への転移は0.6％とまれである[1,2]。腎細胞癌687例の剖検例における検討では4例（0.58％）に胆嚢転移を認めたとしている[3]。転移性胆嚢癌の本邦における報告例として，竹林ら[4]は35例を集計し，原発部位は腎細胞癌13例，胃癌6例，悪性黒色腫4例，膵臓癌3例，大腸癌と乳癌が2例，肺癌，胸腺カルチノイド，肝細胞癌，虫垂癌，胸膜中皮腫がそれぞれ1例ずつであったとし，腎細胞癌からの転移が多かったと報告している。腎細胞癌胆嚢転移の本邦報告例（会議録を除く）を集計したところ自験例を含めて36例であった（表1）[4～29]。平均年齢は，64.7歳（41～80歳），男性28例，女性8例，原発は右腎20例，左腎16例。病理組織検査は全例が淡明細胞癌であった。同時性転移が12例，異時性転移が24例で原発の腎細胞癌切除から平均7.8年（3ヵ月～27年）であった。胆嚢炎症状があったのは3例であった。胆嚢転移と術前診断したのは14例，胆嚢癌10例，胆嚢腫瘍が9例，胆石が2例，肝臓癌が1例であった。一般的に転移性胆嚢癌の画像上の特徴としては，造影CT検査で著明な腫瘍濃染像を呈するpolypoid病変として描出されること，超音波像では粘膜下腫瘍を反映した腫瘍表面の高エコー帯の描出などがあげられている。本症例の胆嚢病変は造影CT検査で腫瘍濃染像を呈するpolypoid病変として合致したが，確定診断するには至らなかった。PET検査を施行しているのは，36例中6例あり，FDG（fluorodeoxyglucose）が集積したのは本症例を含めて3例[24,27]，集積なしが3例[15,18,21]であった。市川ら[18]は，腎細胞癌はFDG低集積の代表的な腫瘍で，集積がなかったことは腎細胞癌の転移と合致するとしているが，2017年腎癌診療ガイドラインでは[30]，PET検査は遠隔転移の検索や，経過観察における再発診断に有用性が期待できるとしている。今後の症例の蓄積による結論が期待される。Willis[31]は，胆嚢転移の成立機序として，隣接臓器からの直接浸潤と血行性播種からなる胆嚢への遠隔転移の2形態に分類し，転移性胆嚢腫瘍の特徴として，初期は扁平な粘膜下腫瘍のかたちを呈するが，成長に伴い有茎性に発育し，粘膜表面に潰瘍を形成することはまれであるとしている。他の臓器転移で横隔膜転移をきたしたのが本症例のみであった。横隔膜転移の機序としては，血行転移，播種転移など考えられているが，本症例では胆嚢が血行転移であったことから，血行性転移の可能性が高いと思われる。

本邦報告例36例全例で胆嚢摘出術を施行されているが，手術術式は，拡大胆嚢摘出術が9例，開腹胆嚢摘出術が22例，腹腔鏡下胆嚢摘出術が5例であった。胆嚢癌と診断して拡大胆嚢摘出術を施行した症例が5例[4,6,7,16]，胆嚢転移と診断したが拡大胆嚢摘出術を施行した症例が3例であり[23,24,27]，腫瘍の大きさ，状況によって術式が考慮されていた。本症例では，腎細胞癌の転移の可能性も考慮したうえで胆嚢腫瘍と横隔膜腫瘍として外科を紹介した。紹介先病院で，開腹胆嚢摘出術，横隔膜腫瘍生検が施行され，腎細胞癌胆嚢転移，腎細胞癌横隔膜転移と診断し得た。今後，本症例のような胆嚢腫瘍を認めた場合は，過去の既往歴も考慮する必要があると思われる。

表1 腎細胞癌胆嚢転移本邦報告例

報告者	報告年	年齢	性	原発	病理	原発巣手術からの期間	胆嚢炎症状	術前診断	手術術式	大きさ	転移病巣	予後
及川ら[5]	1978	70	女	左	淡明	同時	あり	肝癌	拡大胆摘	40 mm	十二指腸，対側腎	6ヵ月生存
寺島ら[6]	1990	61	男	右	淡明	同時	なし	胆嚢癌	拡大胆摘	20 mm	骨	2ヵ月死亡
Satoh et al.[7]	1991	71	男	右	淡明	同時	なし	胆嚢癌	拡大胆摘	40 mm	膵	1年7ヵ月生存
藤井ら	1995	69	男	右	淡明	同時	なし	胆嚢癌	拡大胆摘	28 mm	左副腎	3ヵ月生存
垣本ら	1996	53	男	右	淡明	4年	なし	胆嚢癌	腹腔鏡下胆摘	14 mm	肺，肝	6ヵ月生存
Furukawa et al.	1997	41	男	左	淡明	3ヵ月	なし	胆嚢癌	開腹胆摘	19 mm	胸壁，肺	不明
内山ら[8]	1997	64	男	左	淡明	3年	なし	胆嚢転移	開腹胆摘	19 mm	対側腎	8ヵ月生存
植木ら[9]	2001	69	女	左	淡明	同時	なし	胆嚢転移	開腹胆摘	16 mm	なし	7ヵ月生存
Aoki et al.[10]	2002	63	男	右	淡明	27年	なし	胆嚢腫瘍	開腹胆摘	7.5 cm	なし	6年生存
Aoki et al.[10]	2002	80	男	左	淡明	8年	なし	胆嚢腫瘍	開腹胆摘	4.5 cm	肺	2年生存
我喜屋ら[11]	2002	68	男	左	淡明	15年	なし	胆嚢転移	開腹胆摘	不明	対側腎	1年生存
宮城ら	2003	53	男	左	淡明	10年	なし	胆嚢腫瘍	腹腔鏡下胆摘	25 mm	なし	2ヵ月生存
白井ら[12]	2003	72	女	右	淡明	17年	なし	胆嚢腫瘍	開腹胆摘	5 mm	膵	2年生存
徳山ら	2004	67	男	左	淡明	同時	なし	胆嚢転移	開腹胆摘	55 mm	耳下腺，肺，骨，脳	2年8ヵ月死亡
白倉ら	2004	64	男	右	淡明	同時	なし	胆嚢腫瘍	開腹胆摘	12 mm	なし	不明
竹林ら[4]	2006	76	男	左	淡明	7年	なし	胆嚢癌	開腹胆摘	40 mm	なし	33日死亡
竹林ら[4]	2006	60	女	左	淡明	8年	なし	胆嚢癌	拡大胆摘	60 mm	肺，脳，肝	3ヵ月死亡
Ishizawa et al.[13]	2006	73	男	左	淡明	5年	なし	胆嚢癌	開腹胆摘	14 mm	なし	2年生存
Nojima et al.[14]	2008	61	男	右	淡明	同時	なし	胆嚢転移	開腹胆摘	15 mm	なし	10ヵ月生存
Kawahara et al.[15]	2010	73	女	右	淡明	同時	なし	胆石	開腹胆摘	10 mm	肺，下大静脈	不明
京極ら[16]	2010	63	男	左	淡明	同時	なし	胆嚢癌	拡大胆摘	40 mm	なし	2年10ヵ月生存
Shoji et al.[17]	2010	50	男	右	淡明	2年	なし	胆嚢転移	開腹胆摘	11 mm	左副腎	8ヵ月生存
市川ら[18]	2011	74	女	右	淡明	6年	なし	胆嚢転移	開腹胆摘	17 mm	肺，骨	5ヵ月生存
早野ら[19]	2011	64	男	左	淡明	7年	なし	胆嚢癌	開腹胆摘	30 mm	肺，右副腎	2年生存
高良ら[20]	2011	74	男	右	淡明	9年	なし	胆嚢転移	腹腔鏡下胆摘	11 mm	肺	9ヵ月生存
藤崎ら	2011	67	女	右	淡明	13年	あり	胆石	開腹胆摘	35 mm	膀胱，対側腎，膵，骨	5ヵ月死亡
黒上ら[21]	2012	74	女	右	淡明	10年	なし	胆嚢転移	開腹胆摘	17 mm	肺	不明
谷口ら[22]	2013	76	男	右	淡明	6年	なし	胆嚢腫瘍	開腹胆摘	10 mm	皮膚，骨	2年生存
岡村ら[23]	2013	59	男	右	淡明	2年	あり	胆嚢転移	拡大胆摘	60 mm	肺	7ヵ月生存
厚井ら[24]	2014	43	男	右	淡明	9ヵ月	なし	胆嚢転移	拡大胆摘	30 mm	肺，脳，膵	1年5ヵ月生存
Hisa et al.[25]	2014	73	男	右	淡明	8年	なし	胆嚢転移	開腹胆摘	18 mm	骨	8年生存
江上ら[26]	2015	72	男	左	淡明	同時	なし	胆嚢腫瘍	腹腔鏡下胆摘	15 mm	なし	4ヵ月生存
Ueda et al.[27]	2015	43	男	右	淡明	1年	なし	胆嚢転移	拡大胆摘	26 mm	なし	不明
上戸ら[28]	2016	63	男	左	淡明	6年	なし	胆嚢腫瘍	腹腔鏡下胆摘	不明	膵臓	19ヵ月生存
塚原ら[29]	2016	64	男	左	淡明	同時	なし	胆嚢転移	開腹胆摘	15 mm	なし	不明
本症例	2017	64	男	右	淡明	12年	なし	胆嚢腫瘍	開腹胆摘	24 mm	肺，横隔膜転移	不明

結　語

1）腎細胞癌術後12年目に胆嚢転移をきたした1例を経験したので報告した。

2）腎細胞癌の胆嚢転移は本邦報告例36例と比較的まれである。

謝辞：和歌山県立医科大学外科第2講座ならびに和歌山県立医科大学中央検査部病理検査担当スタッフの方々に感謝申し上げます。

参考文献

1) Klugo RC, Detmers M, Stiles RE, et al.：Aggressive versus conservative management of stage IV renal cell carcinoma. J Urol **118**：244-246, 1977.
2) Reddy S, Wolfgang CL：The role of surgery in the management of isolated metastasis to the pancreas. Lancet Oncol **10**：287-293, 2009.
3) Weiss L, Harlos JP, Torhorst J, et al.：Metastatic patterns of renal carcinoma：an analysis of 687 necropsies. J Cancer Res Clin Oncol **114**：605-612, 1988.
4) 竹林正孝, 豊田暢彦, 野坂仁愛, ほか：胆囊転移をきたした腎細胞癌の2例. 日臨外会誌 **67**：2717-2722, 2006.
5) 及川幹夫, 中條明夫, 高橋正泰, ほか：転移性胆囊腫瘍. 外科診療 **5**：101-105, 1978.
6) 寺島雅典, 安倍彦満, 菅 一徳, ほか：膵転移, 胆囊転移を認めた腎癌の2例. 日消外会誌 **23**：1952-1956, 1990.
7) Satoh H, Iyama A, Hidaka K, et al.：Metastatic carcinoma of the gallbladder from renal cancer presenting as intraluminal polypoid mass. Dig Dis Sci **36**：520-523, 1991.
8) 内山哲之, 鈴木正徳, 福原賢治, ほか：腎細胞癌胆囊転移の1例. 日消誌 **94**：68-72, 1997.
9) 植木敏晴, 別府孝浩, 大谷圭介, ほか：腎細胞癌胆囊転移の1例. 消化器画像 **3**：373-379, 2001.
10) Aoki T, Inoue K, Tsuchida A, et al.：Gallbladder metastatic of renal cell carcinoma：report of two cases. Surg Today **32**：89-92, 2002.
11) 我喜屋宗久, 金城 治, 豊見山健, ほか：腎細胞癌胆囊転移の1例. 泌外 **15**：67-69, 2002.
12) 白井量久, 深田伸二, 伊藤直史, ほか：腎細胞癌術後17年目に切除した膵・胆囊同時転移の1例. 日消外会誌 **36**：1410-1414, 2003.
13) Ishizawa T, Okuda J, Kawanishi T, et al.：Metastatic renal cell carcinoma of the gallbladder. Asian J Surg **29**：145-148, 2006.
14) Nojima H, Cho A, Yamamoto H, et al.：Renal cell carcinoma with unusual metastasis to the gallbladder. J Hepatobiliary Pancreat Surg **15**：209-212, 2008.
15) Kawahara T, Ohshiro H, Sekiguchi Z, et al.：Gallbladder metastasis from renal cell carcinoma. Case Rep Oncol **3**：30-34, 2010.
16) 京極典憲, 奥芝俊一, 北城秀司, ほか：原発巣と同時に切除した腎細胞癌胆囊転移の1例. 日消外会誌 **43**：524-530, 2010.
17) Shoji S, Mukai M, Yazawa N, et al.：Metastasis to gallbladder and adrenal gland of renal cell carcinoma. Oncol Lett **1**：507-509, 2010.
18) 市川新太郎, 山本琢水, 谷尾宣子, ほか：腎細胞癌胆囊転移の1例. 臨放 **56**：1143-1149, 2011.
19) 早野康一, 成島道樹, 谷口徹志, ほか：腎細胞癌胆囊転移の1例. 日臨外会誌 **72**：2113-2117, 2011.
20) 髙良慶子, 田中真紀, 磯辺 眞, ほか：腎細胞癌の胆囊転移の1例. 日臨外会誌 **72**：2365-2369, 2011.
21) 黒上貴史, 菊山正隆, 森田敏広, ほか：腹部超音波で経過が観察され特異な形態を呈した腎細胞癌胆囊転移の1例. 胆道 **26**：699-704, 2012.
22) 谷口健太郎, 林 香介, 大森隆夫, ほか：腎細胞癌胆囊転移の1例. 日臨外会誌 **74**：1024-1028, 2013.
23) 岡部裕輔, 名取 健：出血を伴い急性胆囊炎を発症した腎細胞癌胆囊転移の1例. 日消外会誌 **46**：586-593, 2013.
24) 厚井志郎, 田村利尚, 秋山泰樹, ほか：腎細胞癌胆囊転移の1例. 日臨外会誌 **75**：212-218, 2014.
25) Hisa T, Takamatsu M, Shimizu T, et al.：Chronological changes in the ultrasonic findings of gallbladder metastasis from renal cell carcinoma：a case report and review. J Med Ultrason (2011) **41**：371-375, 2014.
26) 江上拓哉, 北原光太郎, 中村賢二, ほか：腎細胞癌胆囊転移の1例. 日臨外会誌 **76**：593-597, 2015.
27) Ueda I, Aoki T, Oki H, et al.：Gallbladder metastasis from renal cell carcinoma：A case report with review of the literature. Magn Reson Med Sci **14**：133-138, 2015.
28) 上戸 賢, 阿部豊文, 植村元秀, ほか：腎癌胆囊転移の1例. 泌尿器科紀要 **62**：253-257, 2016.
29) 塚原弥生, 山下詠子, 岩本香保里, ほか：腎細胞癌に胆囊転移を伴った1例. 臨放 **61**：763-766, 2016.
30) 日本泌尿器科学会編：腎癌診療ガイドライン2017年版. メディカルレビュー社, 2017.
31) Willis RA：The spread of tumors in the human body. 2nd Ed, 218-219, Butterworth, London, 1952.

* * *

編集後記

2016年の日本人の平均寿命は女性87.1歳，男性80.9歳で，いずれも過去最高を更新し，男女とも香港に次いで世界第2位です。両国とも女性は男性より6年以上長寿であり，この差がどこから生じるかは性差医学の研究の究極の課題と言えるでしょう。

性差医療とは，男女比が圧倒的にどちらかに傾いている病気，発症率がほぼ同じでも男女間でその経過に差をみるもの，男女における社会的要因と健康との関連などに関する研究を進め，その結果を病気の診断，治療や予防法に反映する事を目的とした医療です。発症やメカニズムに男女で大きな差を認める病気や，同じ疾患に対する危険因子の寄与度や同じ医薬品の効果に男女差がある場合もあります。性差を生じる主な原因としては，生物学的要因（sex-related factor）である性ホルモンバランスの違いと，飲酒や喫煙などの生活習慣や社会生活での役割などの社会文化的要因（gender-related factor）があげられます。とくに女性ホルモンであるエストロゲンは，子宮・卵巣のみならず諸臓器において重要な役割を果たし，思春期に急上昇し，性成熟期に維持され，更年期には急速に低下する現象は女性の健康に大きな影響を与えます。

消化器病における性差医学・医療が注目されて10数年たちますが，消化管や肝疾患を中心に種々の研究がなされてきました。今回，「胆膵疾患の性差医学」を"胆と膵"では初めて特集に取り上げました。発症率に明らかな性差がある胆膵疾患において，性差による病態や臨床像などの違いを中心に述べていただきました。性差を生じる原因は，発生学的要因，飲酒習慣や女性ホルモンの影響などが原因と考えられる一部の疾患以外ははっきりとはわかっていませんが，遺伝的要因を含めた今後の解明が期待されます。また，胆膵疾患の診療において，女性特有の留意点についても解説頂きましたので，今後の診療の一助になれば幸いです。

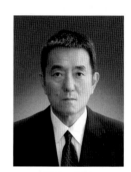

神澤　輝実

● 広告掲載主一覧（五十音順）

寿製薬㈱………………目次裏　　ゼオンメディカル㈱…………目次下　　中外製薬㈱……………………中付
マイランEPO（同）………… 表4

編集委員長	田中　雅夫	
編集委員	乾　和郎・宮崎　勝・福嶋　敬宜・村上　康二・伊佐山浩通・糸井　隆夫・古瀬　純司	
	山口　武人・高折　恭一・伊藤　鉄英・遠藤　格・神澤　輝実・杉山　政則・海野　倫明	
	山上　裕機・清水　京子	
編集顧問	中村　耕三・細田　四郎・竹内　正・斎藤　洋一・鈴木　範美・中澤　三郎・藤田　力也	
	川原田嘉文・高崎　健・税所　宏光・大井　至・野田　愛司・渡辺伸一郎・有山　襄	
	跡見　裕・武田　和憲・安田　秀喜・高田　忠敬・竜　崇正・安藤　久實・白鳥　敬子	
	渡邊　五朗・天野　穂高	

胆と膵　 ⓒ 2018

平成30年6月　Vol.39／No.6
（毎月1回15日発行）
定価（本体2,900円＋税）
臨時増刊特大号　定価（本体5,000円＋税）
年間購読料（本体39,800円＋税）
（年間13冊分）
ISBN 978-4-86517-275-1 C3047

発 行 日　平成30年6月15日
編集責任者　田中雅夫
発 行 者　鈴木文治
発 行 所　〒113-0033 東京都文京区本郷2-29-8　大田ビル
医学図書出版株式会社
電話（03）3811-8210（代）　FAX（03）3811-8236
E-mail：tantosui@igakutosho.co.jp
振替口座　00130-6-132204

・広告掲載のお申込みについては，出入りの代理店にお申付け下さい。
・Published by IGAKU TOSHO SHUPPAN Co. Ltd. 2-29-8 Ohta Bldg. Hongo Bunkyo-ku, Tokyo ⓒ 2018, Printed in Japan.
・本誌に掲載された著作物の複写・転載およびデータベースへの取り込みおよび送信に関する許諾権は医学図書出版株式会社が保有しています。
・JCOPY〈(社)出版者著作権管理機構 委託出版物〉
・本誌の無断複写は著作権法上での例外を除き禁じられています。複写される場合は，その都度事前に（社）出版者著作権管理機構（電話03-3513-6969，e-mail：info@jcopy.or.jp）の許諾を得てください。

胆と膵

次号予告
Vol.39 No.7
（2018年7月15日発売予定）

特集 R0切除を目指した胆管癌の術前・術中・術後における診断・治療の工夫
（企画：宮崎　勝）

Ⅰ．術前戦略

直接胆管造影像からみた胆管癌の進展度診断胆膵疾患と性差医学 …………棚野　正人
減黄ドレナージ前MDCTによる肝門部領域胆管癌における有用性 ……………細川　勇
経口胆道鏡Spy Glass DSによる胆管病変の診断能 …………………………伊藤　啓
経口電子胆道鏡による術前胆管癌進展度範囲の診断 …………………………石井　康隆
プローブ型共焦点レーザー内視鏡による胆管病変診断能 ……………………橋本　千樹
光線力学診断による胆道癌の術前診断への応用 ………………………………野路　武寛

Ⅱ．術中戦略

蛍光胆道造影法を用いた術中診断の試み ………………………………………斎浦　明夫
ソナゾイドを用いたUS下術中胆道造影の有用性 ……………………………宇山　直樹
術中迅速組織診断による胆管癌R0切除の意義と限界 …………………………山上　裕機
胆管癌術中肝側胆管陽性時の追加切除の工夫 …………………………………清水　宏明
胆管癌術中十二指腸側陽性時の追加切除の工夫 ………………………………松山　隆生

Ⅲ．術後戦略

胆道癌に対する術後補助療法の意義と適応 ……………………………………海野　倫明
胆道癌R1外科切除，胆管断端陽性例に対する術後化学療法の効果 …………村上　義昭
胆道癌R1外科切除，胆管断端陽性例に対する術後陽子線治療の効果 ………奥村　敏之
胆道癌R1外科切除，胆管断端陽性例に対する術後
　Photodynamic therapyの試み ………………………………………………七島　篤志
肝内胆管癌に対する重粒子線治療の試み ………………………………………岡田　直美

◆ 今後の特集予定 ◆

Vol.39 No.8　　胆管内乳頭状腫瘍（IPNB）の病態と診療の現状」（企画：乾　和郎）

Vol.39 No.9　　ここまで来た！膵癌の早期診断（企画：山上　裕機）

胆と膵
バックナンバーのご案内

バックナンバーを御希望の際は，最寄りの医書店もしくは弊社営業部へご注文下さい。

●お申し込み
医学図書出版株式会社
〒113-0033
東京都文京区本郷 2-29-8　大田ビル
TEL：03-3811-8210
E-mail：info@igakutosho.co.jp（営業部）
URL：http://www.igakutosho.co.jp/

※掲載以前のものをお探しの場合は直接お問い合わせ下さい。

Vol.39 No.5　2018 年 5 月号
特集：胆道・膵疾患術後の晩期障害
企画：遠藤　格

- 胆道再建部狭窄・胆管炎・肝内結石
　―経口（内視鏡的）アプローチ―　　岩崎　暁人ほか
- 胆道再建部狭窄・胆管炎・肝内結石―経皮アプローチ―　　三好　広尚ほか
- 胆道再建部狭窄・肝内結石―外科的アプローチ―　　樋口　亮太ほか
- 遺残胆嚢・胆嚢管結石および胆嚢管断端神経腫　　山本　淳ほか
- 門脈閉塞による静脈瘤―外科的アプローチ―（Rex shunt）　　岡島　英明ほか
- 門脈狭窄による静脈瘤の成人例―経皮的アプローチ―　　伊神　剛ほか
- 小児肝移植後の晩期門脈関連合併症に対する経皮的カテーテル治療について　　平田　義弘ほか
- 膵癌に対する脾静脈合併切除を伴う膵頭十二指腸切除後の左側門脈圧亢進症　　小野　嘉大ほか
- 膵頭十二指腸切除（PD）後の脂肪肝　　坂口　充弘ほか
- 膵性糖尿病と膵性下痢　　高野　重紹ほか
- 脾摘後重症感染症について―予防と対策―　　橋本　直樹
- 膵・胆管合流異常，先天性胆道拡張症分流手術後の胆道癌　　大塚　英郎ほか
- 膵消化管吻合部狭窄に対する内視鏡治療　　松波　幸寿ほか
- 膵全摘術後栄養障害と QOL　　松本　逸平ほか
- 先天性胆道拡張症術後の AYA 世代の管理　　松浦　俊治ほか
- 葛西手術後の長期管理　　田中　拡ほか
- 慢性膵炎に対する Frey 手術後の再燃・発癌　　江川　新一ほか

Vol.39 No.4　2018 年 4 月号
特集：Precision medicine をめざした胆道・膵悪性腫瘍ゲノム医療の最前線
企画：山口　武人

- 膵・胆道悪性腫瘍の分子診断から治療への動向　　永瀬　浩喜
- 胆道癌のゲノム・遺伝子異常　　柴田　龍弘
- 次世代シークエンサーを用いたがん関連遺伝子解析の課題　　横井　左奈
- 膵癌・胆嚢癌におけるリキッドバイオプシーを用いたがん遺伝子解析　　西尾　和人ほか
- 血中マイクロ RNA 測定による膵癌・胆道癌の早期診断　　松崎潤太郎ほか
- EUS-FNA 検体を用いた膵癌ゲノム解析の現状と課題　　須康研太郎
- ヒト膵癌オルガノイド培養を用いた薬剤感受性評価の展望　　上野　康晴ほか
- がん遺伝子パネル検査におけるクリニカルシーケンスカンファレンスの役割―膵癌における免疫チェックポイント阻害剤の可能性―　　金井　雅史ほか
- 膵癌・胆道癌に対するクリニカルシーケンス―SCRUM-Japan の取り組み―　　大場　彬博ほか
- 網羅的がん遺伝子検査を用いた胆道・膵癌個別化医療の実践　　林　秀幸
- 膵癌・胆道癌のリスク因子：環境要因と遺伝要因　　岩崎　基

●症例
- 診断に難渋し EUS-FNA を施行した膵リンパ上皮嚢胞の 1 例　　増田　智成ほか

●症例
- 術前 DIC-CT および術中胆道造影により副交通胆管枝を確認し安全に腹腔鏡下胆嚢摘出術を施行した胆嚢結石症の 1 例　　荒井　啓輔ほか

●症例
- 主膵管全体に進展する intraductal papillary mucinous neoplasm に対し膵全摘術を施行した 1 例　　鈴木　優美ほか

●症例
- 膵管不完全癒合の腹側膵管尾側端に発生した intraductal papillary-mucinous carcinoma（IPMC）の 1 例　　佐藤　辰宣ほか

Vol.39 No.3　2018 年 3 月号
特集：胆嚢癌―術前診断に応じた治療を再考する―
企画：海野　倫明

- はじめに―術前診断に応じた胆嚢癌治療―　　海野　倫明ほか
- 胆嚢癌の疫学　　松山　隆生ほか
- 胆嚢癌のリスクファクター　　神澤　輝実ほか
- 胆嚢癌の病理形態学的特徴と画像診断　　清野　浩子ほか
- 胆嚢癌の鑑別診断と深達度診断―超音波検査―　　岡庭　信司ほか
- 胆嚢癌の鑑別診断と進展度診断―超音波内視鏡―　　菅野　敦ほか
- 胆嚢癌の鑑別診断と進展度診断―CT―　　松原　崇史ほか
- MRI による胆嚢癌の鑑別診断と進展度診断　　浦川　博史ほか
- 胆嚢癌の鑑別診断と深達度診断―PET 診断―　　岩渕　雄ほか
- 胆嚢癌の術前診断に応じた治療方針―T1 胆嚢癌―　　石原　慎ほか
- 胆嚢癌の術前診断に応じた治療方針―T2 胆嚢癌―　　坂田　純ほか
- 胆嚢癌の術前診断に応じた治療方針―T3 胆嚢癌―　　千田　嘉毅ほか
- 胆嚢癌の術前診断に応じた治療方針―T4 胆嚢癌―　　土川　貴裕ほか
- 治療開始前にリンパ節転移陽性と診断した胆嚢癌に対する治療戦略　　小林　省吾ほか
- 切除後に判明した偶発胆嚢癌　　味木　徹夫ほか
- 胆嚢癌の術前診断に応じた治療方針―コンバージョン切除―　　久保木　知ほか
- 切除不能胆嚢癌に対する全身化学療法　　小林　智ほか

Vol.39 No.2　2018年2月号

●連載
ちょっと気になる胆・膵画像―ティーチングファイルから―
第 38 回　膵神経内分泌腫瘍の診断
　―ソマトスタチン受容体シンチグラフィー，
　　他モダリティーを用いた画像診断―
　　　　　　　　　　　　　　　　小山奈緒美ほか

特集：オートファジー〜胆膵疾患とのかかわりについて〜
　　　　　　　　　　　　　　　　企画：清水　京子

オートファジーと疾患とのかかわり
　　　　　　　　　　　　　　　　高橋　俊作ほか
オートファジーの制御機構と活性測定法
　　　　　　　　　　　　　　　　千野　遥ほか
選択的オートファジーと Keap1-Nrf2 系の関連
　　　　　　　　　　　　　　　　濱田　晋ほか
発がん機構におけるオートファジーのかかわり
　　　　　　　　　　　　　　　　清水　重臣
急性膵炎におけるオートファジーとエンドサイトーシス
　　　　　　　　　　　　　　　　眞嶋　浩聡ほか
膵炎とオートファジー-リソソーム系
　　　　　　　　　　　　　　　　大村谷昌樹ほか
膵癌進展と膵星細胞のオートファジー
　　　　　　　　　　　　　　　　仲田　興平ほか
膵癌治療におけるオートファジー制御の意義
　　　　　　　　　　　　　　　　橋本　大輔ほか
胆道疾患におけるオートファジーの関与
　　　　　　　　　　　　　　　　佐々木素子
オートファジーと糖尿病
　　　　　　　　　　　　　　　　福中　彩子ほか

●研究
電気伝導方式 ESWL 機材を併用した内視鏡的膵石治療
　　　　　　　　　　　　　　　　佐貫　毅ほか

Vol.39 No.1　2018年1月号

●新春特別企画
　―平成 30 年―　胆・膵領域はこう展開する
　　　　　　　　　　　　　　　　胆と膵編集委員会編
●連載
ちょっと気になる胆・膵画像―ティーチングファイルから―
第 37 回　膵管狭窄を合併したセロトニン陽性膵神経内分泌腫瘍
　　の 1 例
　　　　　　　　　　　　　　　　松浦　智徳ほか

特集：これだけは知っておきたい膵外傷のマネージメント
　　　　　　　　　　　　　　　　企画：杉山　政則

膵外傷の機序と病態
　　　　　　　　　　　　　　　　加地　正人ほか
膵外傷の診療体系
　　　　　　　　　　　　　　　　船曵　知弘
膵損傷の CT 診断
　　　　　　　　　　　　　　　　池田　慎平ほか
膵外傷の MRI/MRCP 診断
　　　　　　　　　　　　　　　　小澤　瑞生ほか
膵外傷の ERCP 診断
　　　　　　　　　　　　　　　　栗栖　茂
膵外傷の EUS 診断
　　　　　　　　　　　　　　　　杉山　政則ほか
膵外傷の治療体系
　　　　　　　　　　　　　　　　若狭　悠介ほか
膵外傷に対する膵縫合，ドレナージ術
　　　　　　　　　　　　　　　　安藤　恭久ほか
膵外傷に対する膵分節切除再建手術
　　―Letton-Wilson 法，Bracey 法
　　　　　　　　　　　　　　　　村上　壮一ほか
膵外傷に対する膵切除術
　　　　　　　　　　　　　　　　小林慎二郎ほか
膵外傷に対する内視鏡治療
　　　　　　　　　　　　　　　　松波　幸寿ほか
膵損傷に対する IVR
　　　　　　　　　　　　　　　　三浦　剛史ほか
ダメージコントロールサージェリー
　　　　　　　　　　　　　　　　久志本成樹ほか

●話題
胆膵疾患の内視鏡治療―歴史編―
　　　　　　　　　　　　　　　　藤田　力也
胆膵疾患の内視鏡治療―現状と将来―
　　　　　　　　　　　　　　　　河本　博文

Vol.38 No.12　2017年12月号

特集：膵神経内分泌腫瘍診療の最前線
　　　　　　　　　　　　　　　　企画：伊藤　鉄英

膵神経内分泌腫瘍の新たな病理組織分類　WHO 2017
　　　　　　　　　　　　　　　　笹野　公伸ほか
膵神経内分泌腫瘍（PanNEN）における予後・治療効果予測
　　―TNM 分類を含めて―
　　　　　　　　　　　　　　　　長村　義之
コラム①：膵神経内分泌腫瘍の全ゲノム解析
　　　　　　　　　　　　　　　　河邉　顕
新規がん抑制遺伝子 PHLDA3 は膵神経内分泌腫瘍攻略における
　もっとも重要な分子の一つである
　　　　　　　　　　　　　　　　友杉　充宏ほか
膵神経内分泌腫瘍と遺伝性疾患
　　　　　　　　　　　　　　　　櫻井　晃洋
機能性膵神経内分泌腫瘍の存在診断・局在診断
　　　　　　　　　　　　　　　　植田圭二郎ほか
膵神経内分泌腫瘍に対する ^{111}In ペンテトレオチドを用いた
　ソマトスタチン受容体シンチグラフィー（SRS）の有用性と
　今後の展開
　　　　　　　　　　　　　　　　小林　規俊ほか
膵神経内分泌腫瘍に対する ^{68}Ga DOTATOC の有用性と
　今後の展開
　　　　　　　　　　　　　　　　中本　隆介ほか
膵神経内分泌腫瘍に対する外科治療
　　　　　　　　　　　　　　　　中島　陽平ほか
進行性膵神経内分泌腫瘍に対するランレオチドの有用性
　　　　　　　　　　　　　　　　伊藤　鉄英ほか
切除不能高分化型膵神経内分泌腫瘍（NET G1/G2/G3）
　に対する薬物療法―新しい WHO 分類 2017 をふまえて―
　　　　　　　　　　　　　　　　森実　千種ほか
切除不能低分化型膵神経内分泌癌（panNEC-G3）の
　特徴と薬物療法
　　　　　　　　　　　　　　　　栗田　裕介ほか
膵神経内分泌腫瘍に対する Peptide Receptor Radionuclide
　Therapy（PRRT）
　　　　　　　　　　　　　　　　絹谷　清剛
コラム②：膵神経内分泌腫瘍と国際神経内分泌腫瘍連盟
　（International Neuroendocrine Cancer Alliance：INCA）
　　　　　　　　　　　　　　　　眞島　喜幸
コラム③：Global ReGISTry NETwork の構築と今後の展望
　　　　　　　　　　　　　　　　阪峯　基広

●連載
その「世界」の描き方＜第 11 回＞
　早期の癌に挑む―髙木　國夫先生―
　　　　　　　　　　　　　　　　福嶋　敬宜
●症例
残胃血流評価として術中 ICG 蛍光造影が有用であった
　幽門側胃切除術後膵体尾部切除の 1 例
　　　　　　　　　　　　　　　　市川　洋平ほか

Vol.38 No.11　2017年11月号

特集：局所進行膵癌の治療限界に挑む
　　　　　　　　　　　　　　　　企画：山上　裕機

序文
　　　　　　　　　　　　　　　　山上　裕機
膵癌取扱い規約第 7 版における切除可能性分類
　　　　　　　　　　　　　　　　加藤　弘幸ほか
局所進行切除不能膵癌の conversion surgery へのタイミング
　　　　　　　　　　　　　　　　里井　壯平ほか
局所進行膵癌の術前治療後の画像診断
　　　　　　　　　　　　　　　　小川　浩ほか
局所進行膵癌に対する術前化学療法の組織学的効果判定
　　　　　　　　　　　　　　　　全　陽
局所進行膵癌に対する門脈合併切除
　　　　　　　　　　　　　　　　祐川　健太ほか
局所進行膵癌に対する mesenteric approach
　　　　　　　　　　　　　　　　廣野　誠子ほか
局所進行膵癌に対する肝動脈合併膵切除の治療成績
　　　　　　　　　　　　　　　　天野　良亮ほか
局所進行膵体部癌に対する腹腔動脈合併尾側膵切除の治療成績
　　　　　　　　　　　　　　　　中村　透ほか
腹腔動脈合併膵体尾部切除術の合併症対策
　　　　　　　　　　　　　　　　岡田　健一ほか
局所進行切除不能膵癌に対する化学療法
　　　　　　　　　　　　　　　　古瀬　純司
局所進行切除不能膵癌に対する化学放射線療法
　　　　　　　　　　　　　　　　井岡　達也ほか
局所進行切除不能膵癌に対する強度変調放射線療法（IMRT）を
　用いた化学放射線治療
　　　　　　　　　　　　　　　　後藤　容子ほか
局所進行膵癌に対する重粒子線治療
　　　　　　　　　　　　　　　　山田　滋ほか
局所進行切除不能膵癌に対するナノナイフ治療
　　　　　　　　　　　　　　　　森安　史典ほか

●症例
超音波内視鏡により乳頭括約筋機能障害が疑われた
　胆嚢摘出後症候群の 1 例
　　　　　　　　　　　　　　　　福岡　英志ほか
●症例
膵頭十二指腸切除後の難治性腹腔内出血に対する
　一期的膵吻合再建の経験
　　　　　　　　　　　　　　　　梁　英樹ほか

Vol.38 臨時増刊特大号　2017年10月号増刊

特集：胆膵EUSを極める
—私ならこうする (There is always a better way)—
　企画：糸井　隆夫

序文：胆膵EUSを極める—There is always a better way—
　糸井　隆夫

診　断
ラジアル型EUS標準描出法
　萬代晃一朗ほか
コンベックス走査型EUSによる標準描出法
　佐藤　愛ほか
超音波内視鏡の進歩　直視コンベックス型EUS標準描出法
　岩井　知久ほか
造影EUS
　今津　博雄ほか
EUSエラストグラフィ
　大野栄三郎ほか
胆膵疾患に対するEUS-FNA—われわれはこうしている—
　石田　祐介ほか
EUS-FNA　私はこうする
　花田　敬士ほか
EUS-FNA—私はこうする—
　蘆田　玲子ほか
EUS-FNA—私はこうする—
　良沢　昭銘
EUS-FNA—私はこうする—
　菅野　敦ほか
EUS-FNA—パターン別　穿刺困難例を克服—
　佐藤　高光ほか
EUS-FNA　私ならこうする
　—確実で臨床に即した組織細胞診をめざして—
　深見　悟生ほか

治　療
膵炎に伴う膵および膵周囲液体貯留に対するドレナージ術
　（含　ネクロセクトミー）—私はこうする—
　入澤　篤志ほか
膵周囲液体貯留（PFC）ドレナージ（含むネクロセクトミー）
　—私はこうする—
　金　俊文ほか
膵周囲液体貯留（PFC）ドレナージ（含ネクロセクトミー）
　—私ならこうする—
　向井俊太郎ほか
術後再建腸管症例に対する肝内胆管ドレナージ術（HGS, HJS）
　—私はこうする—
　塩見　英之ほか
肝内胆管ドレナージ（HGS，HJS）—私はこうする—
　伊佐山浩通ほか
肝内胆管ドレナージ（HGS，HJS）—私はこうする—
　小倉　健ほか
EUSガイド下肝外胆管ドレナージ（EUS-guided choledochoduodenostomy：EUS?CDS）—私はこうする—
　原　和生ほか
遠位胆管狭窄に対するEUS-CDS—われわれはこうする—
　伊藤　啓ほか
EUSガイド下順行性ステンティング
　田中　麗奈ほか
胆管ランデブー
　岩下　拓司ほか
胆管結石除去術
　土屋　貴愛ほか
胆囊ドレナージ—私はこうする—
　三長　孝輔ほか
胆囊ドレナージ—私はこうする—
　辻　修二郎ほか
EUSガイド下膵管ドレナージ—私はこうする—
　原　和生ほか
EUSガイド下膵管ドレナージ
　糸井　隆夫ほか
膵管ランデブー
　矢根　圭ほか
EUSガイド下腹腔神経叢ブロック—私はこうする—
　安田　一朗ほか
癌性疼痛に対する腹腔神経叢ブロック—私はこうする—
　石渡　裕俊ほか

●座談会
EUSを極める—教育法と今後の動向—
　糸井　隆夫（司会），入澤　篤志，安田　一朗，
　良沢　昭銘，潟沼　朗生，土屋　貴愛

Vol.38 No.10　2017年10月号

●連載
ちょっと気になる胆・膵画像—ティーチングファイルから—
　第36回　主膵管内腫瘍栓を呈した腺房細胞癌の1例
　小川　浩ほか

特集：急性胆囊炎に対する最新のマネージメント
　企画：伊佐山浩通

序文：治療戦略と胆囊ドレナージ法の概要
急性胆囊炎の発症機序と鑑別診断のコツ
　竹中　完ほか
ガイドラインからみた急性胆囊炎のマネージメント
　—内科の立場から—
　露口　利夫ほか
ガイドラインから見た急性胆囊炎のマネージメント
　—外科の立場から—
　三浦　文彦ほか
急性胆囊炎に対する経乳頭的胆囊ドレナージ術の適応とテクニック
　河上　洋ほか
超音波内視鏡ガイド下胆囊ドレナージ術の適応とテクニック
　松原　三郎ほか
急性胆囊炎に対する経皮的アプローチの適応とテクニック
　伊藤　啓ほか
ドレナージ後の胆囊摘出術：蛍光ナビゲーションと超音波内視鏡ガイド下ドレナージ
　河口　義邦ほか
蛍光イメージング下胆囊摘出術の実際とコツ
　石沢　武彰ほか
穿孔を起こした急性胆囊炎の外科的マネージメント
　澁谷　誠ほか
穿孔を起こした急性胆囊炎の内科的マネージメント
　斉藤　紘昭ほか
急性胆囊炎切除不能例のマネージメント
　田村　崇ほか
Mirizzi症候群の内視鏡的マネージメント
　松波　幸寿ほか
無石胆囊炎のマネージメント
　塩見　英之ほか
急性胆囊炎胆管結石合併例のマネージメント
　細野　邦広ほか
胆囊癌合併例のマネージメント
　中西　喜嗣ほか

Vol.38 No.9　2017年9月号

膵臓・膵島移植 Up-to-Date
　企画：高折　恭一

膵臓・膵島移植の最前線
　穴澤　貴行ほか
膵臓移植の現況
　浅岡　忠史ほか
膵臓移植の手術手技 Up-to-Date
　伊藤　泰平ほか
生体膵臓移植 Up-to-Date
　剣持　敬ほか
膵臓移植の免疫制御療法 Up-to-Date
　大段　秀樹
1型糖尿病に対するislet replacement therapyとしての膵臓移植の効果
　馬場園哲也ほか
膵島移植の現況
　穴澤　貴行ほか
膵島分離・移植におけるイノベーション
　後藤　昌史
膵島移植の免疫抑制法 Up-to-Date
　野口　洋文ほか
膵島移植における新たな移植方法
　角　昭一郎
自家膵島移植 Up-to-Date
　丸山　通広ほか
異種膵島移植の展望
　霜田　雅之
膵臓・膵島再生研究の現状と展望
　伊藤　遼ほか

●症例
短期間で急速に増大した膵管内乳頭粘液性腫瘍を伴わない
　膵粘液癌の1切除例
　中橋　剛一ほか
成人男性に発症し横行結腸間膜への浸潤を認めた
　膵solid-pseudopapillary neoplasmの1例
　佐久間　淳ほか

Vol.38 No.8　2017年8月号

●連載
ちょっと気になる胆・膵画像—ティーチングファイルから—
　第35回　破裂による腹膜炎を契機に発見された
　　膵粘液性嚢胞腫瘍の1例
　　　　　　　　　　　　　　　　　　清永　麻紀ほか

特集：膵癌治療の最前線—諸問題の解決にむけた取り組み—
　　　　　　　　　　　　　　　　企画：古瀬　純司
家族性膵癌の治療
　　　　　　　　　　　　　　　　　　松林　宏行ほか
浸潤性膵管癌に対する合成セクレチンを用いた
　膵液細胞診の診断能
　　　　　　　　　　　　　　　　　　武田　洋平ほか
Borderline resectable 膵癌に対する gemcitabine 併用術前
　化学放射線療法—Oncological な視点から見た Resectability
　の問題点について—
　　　　　　　　　　　　　　　　　　髙橋　秀典ほか
T4 膵癌に対する手術を前提とした化学放射線療法の治療成績
　　　　　　　　　　　　　　　　　岸和田昌之ほか
MRI 拡散強調画像による
　Borderline resectable 膵癌術前治療効果判定の取り組み
　　　　　　　　　　　　　　　　　　岡田　健一ほか
切除不能膵癌に対する FOLFIRINOX 療法とゲムシタビン＋
　ナブパクリタキセル療法の現状—Conversion rate と治療成績—
　　　　　　　　　　　　　　　　　　夏目　誠治ほか
局所進行膵癌における治療奏効例に対する治療戦略
　—Conversion surgery の適応についての考察—
　　　　　　　　　　　　　　　　　須藤研太郎ほか
切除不能膵癌に対する化学療法—FOLFIRINOX 療法と
　ゲムシタビン＋ナブパクリタキセル療法をどう使い分けるか？
　　　　　　　　　　　　　　　　　　尾阪　将人
高齢者膵癌に対する手術適応についての多施設共同研究
　　　　　　　　　　　　　　　　　　庄　　雅之ほか
高齢者膵癌に対する化学療法—包括的高齢者機能評価と治療選択—
　　　　　　　　　　　　　　　　　　小林　　智
膵癌に対する免疫療法：治療開発の趨勢
　　　　　　　　　　　　　　　　　　石井　　浩
膵癌の癌性疼痛に対する
　EUS ガイド下神経叢ブロック（融解）術の有用性
　　　　　　　　　　　　　　　　　　宮田　　剛ほか

Vol.38 No.7　2017年7月号

特集：十二指腸乳頭部癌—現状の問題点と今後の展望—
　　　　　　　　　　　　　　　　企画：宮崎　　勝
十二指腸乳頭部の腫瘍性病変の病理
　　　　　　　　　　　　　　　　　　羽賀　敏博ほか
内視鏡時に肉眼的に癌を疑うべき病変はどのようなものか？
　　　　　　　　　　　　　　　　　　本定　三季ほか
In situ の乳頭部癌はどの程度正確に診断可能か？
　　　　　　　　　　　　　　　　　　松原　三郎ほか
十二指腸乳頭部癌の組織学的亜型と臨床的意義
　　　　　　　　　　　　　　　　　　岡野　圭一ほか
十二指腸乳頭部腫瘍における生検病理診断と胆汁細胞診を
　どう判断するか—臨床側の立場から—
　　　　　　　　　　　　　　　　　　山本　慶郎ほか
胆道癌取扱い規約第6版からみた乳頭部癌進展度分類の問題点
　　　　　　　　　　　　　　　　　　大塚　　将之ほか
十二指腸乳頭部腫瘍の十二指腸壁浸潤はどこまで診断可能か？
　　　　　　　　　　　　　　　　　　伊藤　　啓ほか
乳頭部癌の膵実質浸潤診断はどこまで可能か？
　　　　　　　　　　　　　　　　　　太和田勝之ほか
十二指腸乳頭部腫瘍の胆管内および膵管内進展は
　どこまで診断可能か？—EUS・IDUS を中心に—
　　　　　　　　　　　　　　　　　　小松　直広ほか
乳頭部癌の術前リンパ節転移診断
　　　　　　　　　　　　　　　　　　伊関　雅裕ほか
ガイドラインからみた乳頭部癌の治療方針の妥当性
　　　　　　　　　　　　　　　　　　森　　泰寿ほか
内視鏡的乳頭切除術の手技とその適応は？
　　　　　　　　　　　　　　　　　　川嶋　啓揮ほか
経十二指腸的乳頭部切除の手技とその適応は？
　　　　　　　　　　　　　　　　　　今村　直哉ほか
膵頭十二指腸切除は乳頭部癌すべてに適応すべきか？
　　　　　　　　　　　　　　　　　　北畑　裕司ほか
膵温存十二指腸切除は安全に施行可能なオプションか？
　　　　　　　　　　　　　　　　　　後藤　晃紀ほか
乳頭部癌に対する腹腔鏡下膵頭十二指腸切除の適応
　　　　　　　　　　　　　　　　　　永川　裕一ほか
●研究
肝外胆管癌切除例における胆管断端陽性例の予後
　　　　　　　　　　　　　　　　　　志摩　泰生ほか
●症例
膵・胆管合流異常を伴わない広義の先天性胆道拡張症の2例
　　　　　　　　　　　　　　　　　　三宅　　啓ほか

Vol.38 No.6　2017年6月号

特集：硬化性胆管炎の診療における最近の進歩
　　　　　　　　　　　　　　　　企画：乾　　和郎
硬化性胆管炎診療の歴史的変遷
　　　　　　　　　　　　　　　　　　滝川　　一
本邦における原発性硬化性胆管炎と IgG4 関連硬化性胆管炎の現状
　—硬化性胆管炎の診療ガイドライン作成にむけて—
　　　　　　　　　　　　　　　　　　田妻　　進
原発性硬化性胆管炎と IgG4 関連硬化性胆管炎の病理
　　　　　　　　　　　　　　　　　　能登原憲司
好中球性上皮障害（GEL）を示す硬化性胆管炎の病理
　　　　　　　　　　　　　　　　　　全　　　陽ほか
原発性硬化性胆管炎の診断基準の提唱
　　　　　　　　　　　　　　　　　　中沢　貴宏ほか
硬化性胆管炎の鑑別診断における EUS の位置付け
　　　　　　　　　　　　　　　　　　南　　智之ほか
原発性硬化性胆管炎に合併する胆管癌の診断
　　　　　　　　　　　　　　　　　　熊谷純一郎ほか
続発性硬化性胆管炎の診断
　　　　　　　　　　　　　　　　　　熊木　天児ほか
腸管病変を合併する原発性硬化性胆管炎に対する治療戦略
　　　　　　　　　　　　　　　　　　中本　伸宏ほか
原発性硬化性胆管炎の予後予測因子としての経過中血清 ALP 値
　　　　　　　　　　　　　　　　　　田中　　篤
原発性硬化性胆管炎の予後因子の解析
　　　　　　　　　　　　　　　　　　渡邉　健雄ほか
原発性硬化性胆管炎の肝移植後再発と長期予後
　　　　　　　　　　　　　　　　　　上田　佳秀
●症例
膵腺扁平上皮癌の2手術例
　　　　　　　　　　　　　　　　　　唐澤　幸彦ほか
●症例
術前診断に難渋し10年の長期経過後に切除し得た
　胆管癌の1例
　　　　　　　　　　　　　　　　　　松本　浩次ほか
●症例
短期間に胆管狭窄が進展した IgG4 関連硬化性胆管炎の1例
　　　　　　　　　　　　　　　　　　蘆田　　良ほか

Vol.38 No.5　2017年5月号

特集：胆膵腫瘍に対する術前治療と切除前後の効果判定法
　　　　　　　　　　　　　　　　企画：遠藤　　格
序文：胆膵疾患の術前治療と効果判定法の問題点
　　　　　　　　　　　　　　　　　　遠藤　　格ほか
膵癌の術前治療の画像診断による効果判定
　　　　　　　　　　　　　　　　　　米田　憲秀ほか
胆道癌に対する術前治療後の病理組織学的効果判定法
　　　　　　　　　　　　　　　　　　内田　克典ほか
切除不能胆道癌の治療成績と conversion surgery
　　　　　　　　　　　　　　　　　　古瀬　純司
肝内胆管癌に対する術前治療と効果判定法
　　　　　　　　　　　　　　　　　　加藤　　厚ほか
当初非切除とされた胆嚢癌に対する conversion surgery
　　　　　　　　　　　　　　　　　　野路　武寛ほか
肝外胆管癌に対する術前治療と効果判定法
　　　　　　　　　　　　　　　　　　中川　　圭ほか
膵癌に対する術前治療後の病理組織学的効果判定法
　　　　　　　　　　　　　　　　　　石田　和之ほか
切除不能膵癌の治療成績と外科へのコンサルトのタイミング
　　　　　　　　　　　　　　　　　　上野　秀樹ほか
切除企図膵癌に対する術前治療と効果判定・有効性評価
　　　　　　　　　　　　　　　　　　元井　冬彦ほか
切除可能境界膵癌に対する術前治療と効果判定法
　—画像診断と腫瘍マーカーを中心に—
　　　　　　　　　　　　　　　　　　岡田　健一ほか
局所進行膵癌に対する化学放射線治療の効果判定
　—組織学的効果判定と膵癌間質内 Tenascin-C 発現について—
　　　　　　　　　　　　　　　　　　早崎　碧泉ほか
局所進行切除不能膵癌に対する術前治療と効果判定法
　　　　　　　　　　　　　　　　　　森　　隆太郎ほか
腹膜転移膵癌に対する新規治療法と conversion surgery の役割
　　　　　　　　　　　　　　　　　　里井　壮平ほか
膵神経内分泌腫瘍に対する術前治療後の
　病理組織学的効果判定について
　　　　　　　　　　　　　　　　　　大池　信之ほか
切除不能膵神経内分泌腫瘍の治療成績と切除のタイミング
　　　　　　　　　　　　　　　　　　五十嵐久人ほか
膵神経内分泌腫瘍に対する術前治療と効果判定法
　　　　　　　　　　　　　　　　　　工藤　　篤ほか
●話題
膵の語源について（13）
　　　　　　　　　　　　　　　　　　土屋　涼一

Vol.38 No.4　2017年4月号

特集：先天性胆道拡張症の最前線

企画：神澤　輝実

- 序文：先天性胆道拡張症の概念の変遷　　神澤　輝実
- 先天性胆道拡張症の発生論　　細村　直弘ほか
- 先天性胆道拡張症の診断基準の制定をめぐって　　濱田　吉則
- 先天性胆道拡張症の診療ガイドライン（簡易版）　　石橋　広樹ほか
- 先天性胆道拡張症における用語と定義に関する問題　　金子健一朗ほか
- 先天性胆道拡張症の画像診断　　齋藤　武ほか
- 先天性胆道拡張症における胆道癌の発癌機序　　森　大樹ほか
- 先天性胆道拡張症に胆道癌を合併した20歳以下症例の検討：日本膵・胆管合流異常研究会登録委員会報告　　窪田　正幸ほか
- 先天性胆道拡張症に合併する膵・胆管の形成異常　　漆原　直人ほか
- 先天性胆道拡張症に対する腹腔鏡手術（小児例）　　村上　寛ほか
- 先天性胆道拡張症に対する腹腔鏡下手術（成人例）　　森　泰寿ほか
- 術後発癌からみた先天性胆道拡張症に対する外科治療の課題　　安藤　久實
- 先天性胆道拡張症における内視鏡的治療の役割　　山本健治郎ほか
- 先天性胆道拡張症に対する分流手術後の遺残胆管癌　　大橋　拓ほか
- 先天性胆道拡張症術後の肝内結石　　大塚　英郎ほか
- 小児期発症の希少難治性肝胆膵疾患における先天性胆道拡張症の位置付け　　佐々木英之ほか

●研究
- 市中病院における胆道感染症の現状：胆汁細菌検査の結果より　　門倉　信ほか

Vol.38 No.3　2017年3月号

特集：超高齢者（80歳以上）の胆膵疾患診療を考える

企画：海野　倫明

- 序文：超高齢者時代の胆膵疾患診療を考える　　海野　倫明
- 高齢者総合機能評価を用いた高齢者肝胆膵外科治療方針の提案　　松島　英之ほか
- 消化器手術（胆膵）における術後せん妄の予測、対策、治療について　　堀内　哲也ほか
- 超高齢者に対するERCP関連手技の留意点　　枡　かおりほか
- 超高齢者の胆石性胆管炎（胆石性膵炎も含めて）の内視鏡治療　　宅間　健介ほか
- 超高齢者の急性胆囊炎に対する内視鏡治療　　辻　修二郎ほか
- 超高齢者の総胆管結石における胆管ステント長期留置術　　鈴木　安曇ほか
- 超高齢者総胆管結石症における内視鏡的乳頭切開術　　本多　五奉ほか
- 超高齢者（80歳以上）に対する腹腔鏡下胆囊摘出術　　村上　昌裕ほか
- 超高齢者に対する胆囊・総胆管結石症の治療方針　総胆管結石治療後の胆囊摘出術は必要か？　　安井　隆晴ほか
- 高齢者膵癌に対する外科治療戦略　　元井　冬彦ほか
- 超高齢者胆道癌の外科治療　　落合登志哉
- 超高齢者に対する胆道癌肝切除の留意点　　菅原　元ほか
- 超高齢者に対する膵頭十二指腸切除の留意点　　杉本　元一ほか
- 超高齢者胆・膵癌に対する抗癌剤治療　　庄　雅之ほか

●症例
- 特徴的な肝転移再発所見を呈した胆囊粘液癌の1例　　寺田　卓郎ほか

Vol.38 No.2　2017年2月号

慢性膵炎内視鏡治療の現状と展望

企画：山口　武人

- 序文・慢性膵炎内視鏡治療の現況　　乾　和郎
- 膵石症に対する内視鏡的膵管口切開，バスケット結石除去　　伊藤　謙ほか
- 膵石に対する経口膵管鏡・レーザー砕石　　三方林太郎ほか
- 膵石に対するESWLとの併用治療　　山本　智支ほか
- 膵疾患に対する内視鏡的膵管バルーン拡張術（EPDBD）の有用性・安全性について―膵石症・仮性囊胞・非癒合症治療例を中心に―　　辻　忠男ほか
- 膵管狭窄に対するステント治療―プラスチックステント―　　川口　義明ほか
- 膵管狭窄に対するステント治療―金属ステント―　　齋藤　倫寛ほか
- 膵管狭窄に対するEUS-PD rendezvous法を用いた膵管ステント留置術　　向井俊太郎ほか
- 慢性膵炎に伴う仮性囊胞の治療―経乳頭，経消化管アプローチ―　　平山　敦ほか
- 胆管狭窄に対するステント治療―チューブステント―　　佐藤　達也ほか
- 胆管狭窄に対するステント治療―金属ステント―　　笹平　直樹ほか
- 自己免疫性膵炎に合併する胆管狭窄の内視鏡治療の位置づけ　　神澤　輝実ほか
- 外科医からみた内視鏡治療困難例への対応―手術のタイミングと成績―　　佐田　尚宏ほか
- 難治性慢性膵炎疼痛に対するEUS下腹腔神経叢ブロック/破壊術（EUS-CPB/CPN）　　阿部　洋子ほか
- Pancreas Divisumに対する内視鏡治療　　濱野　徹也ほか

Vol.38 No.1　2017年1月号

●特別企画
―平成29年―　胆・膵領域はこう展開する
胆と膵編集委員会編

特集：Mesopancreasを攻める

企画：杉山　政則

- 序文：Mesopancreasとは何か？　　杉山　政則
- いわゆるmesopancreasの発生と臨床解剖　　永井　秀雄
- 膵癌取扱い規約における膵外神経叢の解剖学的定義―「膵頭神経叢」と「mesopancreas」について―　　村田　泰洋ほか
- 画像から見たmesopancreas　　小坂　一斗ほか
- 膵頭部血管の解剖　　堀口　明彦ほか
- 膵頭神経叢の解剖　　永川　裕一ほか
- 膵頭部のリンパ組織解剖　　牧野　勇ほか
- Artery firstアプローチにおけるTreitz靭帯の有用性　　伴　大輔ほか
- 総論：Mesopancreasの切除　　穴澤　貴行ほか
- 従来法によるmesopancreasの切除　　羽鳥　隆ほか
- 第一空腸静脈を指標とする膵間膜切除術　　大塚　隆生ほか
- 膵癌におけるmesenteric approachによるtotal mesopancreas excision　　山田　豪ほか
- No-touch isolation techniqueによるtotal mesopancreas excision（no-touch TMPE）　　廣田　昌彦ほか
- 腸回転解除法を用いた膵頭十二指腸切除術　　杉山　政則ほか
- イメージガイド型ナビゲーションシステムを用いたinferior pancreaticoduodenal arteryの確認　　岡本　友好ほか
- 内視鏡手術におけるmesopancreasの切除―腹腔鏡下に膵頭神経叢を適切に把握するための術野展開法について―　　中村　慶春ほか

●連載
その「世界」の描き方＜第10回＞
消化器外科の本道を極める―今泉　俊秀先生　　福嶋　敬宜

Vol.37 No.12 2016年12月号

特集：膵疾患の疼痛治療の up-to-date
—疼痛の発生メカニズムから疾患別治療まで—

企画：清水　京子

膵炎における疼痛の神経伝達路	池浦　司ほか
膵炎の疼痛発生メカニズムにおける生理活性物質の役割	德山　尚吾
膵炎の疼痛における侵害受容体の関与と治療への展望	坪田　真帆ほか
生理活性物質が膵癌の痛みを制御する —作用メカニズムの最新トピックス—	上園　保仁
急性膵炎の疼痛に対する薬物療法	廣田　衛久ほか
慢性膵炎疼痛管理における栄養療法 —高力価消化酵素薬も含めて—	片岡　慶正ほか
慢性膵炎の疼痛治療：Small intestinal bacterial overgrowth の診断と治療	阪上　順一ほか
慢性膵炎の疼痛治療：内視鏡治療・ESWL	宮川　宏之ほか
慢性膵炎の疼痛治療：経皮的神経ブロック	水野　樹ほか
慢性膵炎の疼痛治療：外科的治療	佐田　尚宏ほか
慢性膵炎の疼痛治療：膵全摘＋自家膵島移植	霜田　雅之
小児の慢性膵炎の診断および疼痛治療	齋藤　暢知ほか
膵癌の疼痛治療：薬物療法	中西　京子
膵臓癌・胆囊癌におけるがん疼痛治療戦略	伊東　俊雅
膵癌の緩和的放射線治療	永倉　久泰
膵癌の疼痛治療：経皮的神経ブロック	服部　政治ほか
膵癌の疼痛治療：超音波内視鏡下腹腔神経叢ブロック術	関根　一智ほか
緩和ケア研修会のマネージメントの実際	高山　敬子

●症例
急性胆囊炎で発症した胆囊悪性リンパ腫の1例　　後藤　崇ほか

Vol.37 No.11 2016年11月号

特集：IPMNの診断と治療はどう変わったか？

企画：山上　裕機

IPMNの病理診断の変遷と現在のコンセンサス	古川　徹
疫学：とくにIPMN併存膵癌について	花田　敬士ほか
他臓器癌の合併について	多田　稔ほか
国際診療ガイドラインの概要と課題	田中　雅夫
AGAガイドラインの解説とその問題点	高折　恭一
IPMNの型分類	真口　宏介ほか
診断：US，CT，MRI診断の有用性と限界は？	石神　康生ほか
診断：IPMN診療におけるEUSの位置付け ～有用性とこれからの課題～	竹中　完ほか
診断：ERCP，経口膵管鏡（POPS）による診断	喜多絵美里ほか
非切除例のフォローアップをどのように行うか？	伊達健治朗ほか
外科治療：標準手術について —とくに腹腔鏡下手術の適応は？	千田　嘉毅ほか
外科治療：縮小手術は可能か？	浅野　賢道ほか
膵管内乳頭粘液性腫瘍：術後再発をどのように発見するか？	廣野　誠子ほか

●症例
膵退形成癌の3切除例　　山城　直嗣ほか
画像所見と組織像との対比が可能であった細胆管細胞癌
（cholangiolocellular carcinoma：CoCC）の1例　　齊藤　宏和ほか

Vol.37 臨時増刊特大号 2016年11月号増刊

特集　胆膵内視鏡自由自在～基本手技を学び応用力をつける集中講座～

巻頭言：胆膵内視鏡治療をいかに学ぶか，教えるか	伊佐山浩通
I．内視鏡システムと内視鏡操作に関する基本知識	
十二指腸鏡の基本構造と手技の関係	松本　和也ほか
超音波内視鏡 A to Z	塩見　英之ほか
ERCPにおけるスコープの挿入方法と困難例への対処方法	田村　崇ほか
術後再建腸管に対するバルーン内視鏡挿入操作の基本と挿入のコツ	堤　康一郎ほか
II．ERCP関連手技編	
◆胆管選択的カニュレーション カニュレーション手技の種類と使い分け	安田　一朗ほか
VTRでみせるカニュレーションの基本とコツ （Contrast and Wire?guided）【動画付】	杉山　晴俊
VTRでみせる術後再建腸管に対するダブルバルーン内視鏡を用いた胆管カニュレーションのコツ【動画付】	島谷　昌明ほか
膵管ガイドワイヤー・ステント留置下カニュレーションの実際と	白田龍之介ほか
VTRでみせる私のカニュレーション戦略とテクニック【動画付】	今津　博雄
Precutの種類と使い分け	後藤　大輔ほか
VTRでみせるPrecutの実技とコツ【動画付】	窪田　賢輔ほか
コラム①：膵癌早期診断プロジェクト	花田　敬士ほか
◆乳頭処置 ESTの基本事項を押さえる	田中　聖人ほか
EST VTRでみせる私のこだわり（1）【動画付】	川嶋　啓揮ほか
EST VTRでみせる私のこだわり（2）【動画付】	潟沼　朗生ほか
VTRでみせるEST困難例への対応【動画付】	良沢　昭銘ほか
EPBD～VTRでみせるEPBD後の結石除去手技のコツ～【動画付】	辻野　武ほか
内視鏡的乳頭大径バルーン拡張術（EPLBD）の適応と偶発症予防	川畑　修平ほか
◆結石除去 結石除去・破砕用デバイスの種類と使い分け	伊藤由紀子ほか
総胆管結石除去のコツ【動画付】	嘉数　雅也ほか
結石破砕と破砕具使用のコツ，トラブルシューティング	土井　晋平ほか
◆胆道ドレナージ術 閉塞性黄疸の病態と病態に応じた治療戦略	中井　陽介ほか
ステントの種類と使い分け	權　勉成ほか
VTRでみせるMetallic stentの上手な入れ方【動画付】	向井　強ほか
Bridge to Surgery：遠位胆道閉塞	辻本　彰子ほか
非切除悪性遠位胆道閉塞に対するドレナージ戦略	小川　貴央ほか
Bridge to Surgery：悪性肝門部領域胆管閉塞	河上　洋ほか
非切除例悪性肝門部胆管閉塞に対するドレナージ戦略	内藤　格ほか
コラム②：ステント開発よもやま話	伊佐山浩通
◆トラブルシューティング ERCP後膵炎への対処と予防	川口　義明ほか
ステント迷入への対処	石垣　和祥ほか
EST後出血への対処と予防	田中　聖人ほか
穿孔への対処と予防	沼尾　規且ほか
◆膵管 Intervention 膵石に対する内視鏡治療	山本　智支ほか
膵管ドレナージの適応と手技	笹平　直樹ほか
膵管狭窄困難例への対処	菅野　敦ほか
III．EUS関連手技編	
膵領域におけるラジアル式およびコンベックス式EUSの標準描出法	蘆田　玲子ほか
胆道系の観察　ラジアル型とコンベックス型の描出法と使い分け	林　毅
胆・膵領域における造影EUS	糸永　昌弘ほか
EUS?FNAの基本的手技と検体処理	荒川　典之ほか
コラム③：EUS?FNAの本邦導入の経緯	山雄　健次
IV．Interventional EUS	
VTRでみせるEUS?BDの基本手技とコツ【動画付】	小倉　健ほか
EUS?BDを安全に行うために	原　和生ほか
VTRでみせる胆管疾患に対するEUS?Rendezvous techniqueとAntegrade technique【動画付】	岩下　拓司ほか
VTRでみせるEUS?GBDの適応と手技のコツ【動画付】	松原　三郎ほか
VTRでみせるEUS?PD and Pancreatic Rendezvous Cannulation【動画付】	土屋　貴愛ほか
膵仮性？胞・WONの病態と治療戦略 —診断，治療法選択，タイミング—	木田　光広ほか
Endoscopic necrosectomyの基本と手技の工夫	向井俊太郎ほか
コラム④：自由自在な胆膵内視鏡のために必要なことは？	糸井　隆夫

Vol.37 No.10　2016年10月号

特集：膵神経内分泌腫瘍の最新の話題

企画：伊藤　鉄英

日本における膵神経内分泌腫瘍の疫学と今後の展開
　　　　伊藤　鉄英ほか
WHO2010分類の妥当性と今後の病理診断の展望
　　　　笠島　敦子ほか
機能性膵神経内分泌腫瘍における機能的診断
　インスリノーマ
　　　　植田圭二郎ほか
　ガストリノーマ
　　　　河本　泉ほか
　機能性神経内分泌腫瘍の診断
　　（インスリノーマ，ガストリノーマ以外）
　　　　高野　幸路
コラム①：Noninsulinoma pancreatogenous hypoglycemia syndrome (nesidioblastosis in adults) の疾患概念
　　　　今村　正之ほか
膵神経内分泌腫瘍の画像診断：鑑別を要する疾患
　　　　岩屋　博道ほか
新たに日本で保険収載された ^{111}In オクトレオチドシンチの有用性
　―FDG-PETとの比較について―
　　　　窪田　和雄ほか
膵神経内分泌腫瘍と遺伝性疾患（MEN1，von Hippel-Lindau病など）
　　　　五十嵐久人ほか
本邦の膵神経内分泌腫瘍におけるストレプトゾシン療法の現状と展望
　　　　池田　公史ほか
新規分子標的薬の登場による切除不能膵神経内分泌腫瘍の予後の変遷
　　　　李　倫學ほか
膵神経内分泌腫瘍における術式選択
　　　　宮坂　義浩ほか
Reduction surgery の臨床的意義と適応
　　　　青木　琢ほか
コラム②：第13回ENETS（欧州神経内分泌腫瘍学会）からの話題提供
　　　　奥坂　拓志
コラム③：JNETS（日本神経内分泌腫瘍研究会）における悉皆登録制度とその現況
　　　　増井　俊彦ほか

Vol.37 No.9　2016年9月号

特集：膵癌分子診断研究の最前線：リキッドバイオプシーから次世代DNAシークエンシングまで

企画：高折　恭一

序文
　　　　高折　恭一
テロメアGテール長と体液中マイクロRNAを用いた膵癌の予防，バイオマーカー開発と治療戦略
　　　　田原　栄俊
網羅的癌関連遺伝子変異検査（OncoPrime^{TM}）による膵癌ゲノム異常解析と治療への応用
　　　　金井　雅史ほか
血漿中遊離アミノ酸濃度を用いた膵癌スクリーニング法の開発
　　　　福武　伸康ほか
膵癌におけるマイクロサテライト不安定性（MSI）解析
　　　　堀井　明
最新の変異解析技術を用いた膵臓癌の分子診断法
　　　　谷内田真一
体液中マイクロRNAを用いた膵癌診断の現状と展望
　　　　仲田　興平ほか
プロテオミクス解析を応用した膵癌分子診断研究の現状
　　　　高舘　達之ほか
IPMNから膵癌への分子バイオマーカー診断
　　　　古川　徹
膵癌組織に発現する腫瘍関連抗原の臨床応用：免疫療法への応用をめざして
　　　　今井　克憲ほか
膵癌患者におけるCirculating tumor cellの解析
　　　　本定　三季ほか
膵癌診断におけるリキッドバイオプシーの可能性
　　　　衣笠　秀明ほか

Vol.37 No.8　2016年8月号

特集：胆膵疾患内視鏡診療の New Horizon

企画：糸井　隆夫

序文
　　　　糸井　隆夫
共焦点レーザーを用いた胆膵内視鏡診断
　　　　大宮久美子ほか
超音波内視鏡を用いた肝疾患の診断・治療
　　　　中井　陽介ほか
新型デジタル胆道鏡 SpyGlass^{TM}DS を用いた胆膵診断と治療
　　　　田中　麗奈ほか
胆道疾患に対するERCPガイド下ラジオ波焼灼療法
　　　　伊藤　啓ほか
EUSガイド下ラジオ波焼灼療法
　　　　藤澤真理子ほか
EUSガイド下順行性胆管結石除去術
　　　　岩下　拓司ほか
Lumen-apposing metal stent (AXIOS^{TM}, Hot-AXIOS^{TM}) を用いたEUS-guided intervention therapy
　　　　殿塚　亮祐ほか
術後再建症例における新型 short type ダブルバルーン内視鏡を用いたERCP
　　　　島谷　昌明ほか
新型ショートシングルバルーン小腸内視鏡を用いたERCP
　　　　矢根　圭ほか
●研究
連続411例に行った単孔式腹腔鏡下胆嚢摘出術（USIDT，臍部2トロカー法）における手術成績の検討
　　　　渡邊　五朗ほか
●症例
膵リンパ上皮囊胞の一例
　　　　佐久間　淳ほか

Vol.37 No.7　2016年7月号

●連載
ちょっと気になる胆・膵画像―ティーチングファイルから―
＜第34回＞多血性膵腫瘤と鑑別を要した横行膵動脈瘤の1例
　　　　相馬　崇宏ほか

特集：膵癌血管浸潤例の外科切除適応と治療ストラテジー：Up to date 2016

企画：宮崎　勝

腫瘍内科医からみた局所進行膵癌の外科切除適応
　　　　古瀬　純司
NCCN（Version 1. 2016）と本邦ガイドライン（2013年版）からみた血管浸潤の診断と切除適応
　　　　山口　幸二
術前画像診断からわかる膵癌血管浸潤の診断能と限界
　　　　今関　洋ほか
NAC/NACRT治療後の画像診断：膵癌血管浸潤の診断能と限界
　　　　増井　俊彦ほか
門脈完全閉塞例（上腸間膜静脈浸潤例も含めて）に対する外科切除の適応
　　　　川井　学ほか
腹腔動脈浸潤を示す膵体尾部癌の外科切除術式
　　　　中村　透ほか
肝動脈浸潤を示す膵頭部癌の外科切除術式
　　　　天野　良亮ほか
門脈・動脈同時浸潤を占める外科切除術式
　　　　杉浦　禎一ほか
上腸間膜動脈浸潤例の外科切除適応およびその術式
　　　　田島　秀浩ほか
門脈浸潤例に対する術前 Neoadjuvant 療法を用いた外科切除戦略とその意義
　　　　村田　泰洋ほか
動脈浸潤を伴う膵癌に対する集学的治療法の意義
　　　　吉富　秀幸ほか
門脈浸潤例に対する門脈合併切除例の生存成績・吻合部開存成績
　　　　藤井　努ほか
膵癌に対する腹腔動脈合併膵体尾部切除成績
　　　　元井　冬彦ほか
上腸間膜動脈浸潤例に対する上腸間膜動脈合併切除の治療成績
　　　　松山　隆生ほか
門脈・動脈同時浸潤例に対する同時合併切除成績
　　　　和田　慶太ほか
切除不能局所進行膵癌の切除への conversion をめざした化学療法
　　　　中井　陽介ほか
●症例
重複胆管を伴った主膵管型 Intraductal Papillary Mucinous Neoplasm に対し膵頭十二指腸切除術を施行した1例
　　　　栃本　昌孝ほか

Vol.37 No.6　2016年6月号

特集：膵・胆道癌の治療戦略：こんなときどうするか？
―ガイドラインにないエキスパートオピニオン―

企画：古瀬　純司

序文：膵・胆道癌治療とエキスパートオピニオン
　　　　　　　　　　　　　　　　　古瀬　純司
十二指腸狭窄を伴う局所進行膵癌に対する治療選択
　　　　　　　　　　　　　　　　　川井　学ほか
Borderline resectable 膵癌に対する術前治療
　　　　　　　　　　　　　　　　　森　隆太郎ほか
肝内胆管癌で腹腔内リンパ節はどこまで切除するか？
　　　　　　　　　　　　　　　　　益田　邦洋ほか
十二指腸狭窄に伴う閉塞性黄疸に対する適切な減黄処置
　―悪性胆管・十二指腸狭窄に対する内視鏡的ダブルステンティング―
　　　　　　　　　　　　　　　　　殿塚　亮祐ほか
FOLFIRINOX 療法の使い方：original か modified か？
　　　　　　　　　　　　　　　　　上野　秀樹ほか
FOLFIRINOX 療法耐性後の治療選択
　　　　　　　　　　　　　　　　　池田　公史ほか
ゲムシタビン＋ナブパクリタキセル療法耐性後の治療選択
　　　　　　　　　　　　　　　　　須藤研太郎ほか
ゲムシタビン＋エルロチニブ併用療法をどう使うか？
　　　　　　　　　　　　　　　　　尾阪　将人
ゲムシタビン＋S-1 併用療法をどう使うか？
　　　　　　　　　　　　　　　　　石井　浩
FOLFIRINOX・ナブパクリタキセルによる末梢神経障害への対応
　　　　　　　　　　　　　　　　　成毛　大輔ほか
FOLFIRINOX 療法における G-CSF の使い方（持続型 G-CSF を含めて）
　　　　　　　　　　　　　　　　　清水　怜
高度黄疸・肝機能障害を伴う胆道癌の化学療法―減黄はどこまで行うか？―
　　　　　　　　　　　　　　　　　上野　誠ほか
切除不能胆道癌に対するゲムシタビン＋シスプラチン併用療法
　―いつまで行うか？耐性後の治療選択は？―
　　　　　　　　　　　　　　　　　高原　楠昊ほか
膵神経内分泌腫瘍の治療戦略における EUS-FNA の有用性とその限界
　　　　　　　　　　　　　　　　　渋谷　仁ほか
肝転移のある膵神経内分泌腫瘍に対する集学的治療
　―切除・TAE/TACE・薬物療法の使い分け―
　　　　　　　　　　　　　　　　　伊藤　鉄英ほか

●研究
新規マイクロ波手術支援機器と市販エネルギー機器との
　動物実験による機能比較
　　　　　　　　　　　　　　　　　谷　徹ほか

●症例
敗血症と DIC を合併した感染性膵壊死に対して後腹膜鏡補助下の
　ネクロセクトミーが有用であった 1 例
　　　　　　　　　　　　　　　　　谷口健次郎ほか

Vol.37 No.5　2016年5月号

●連載
ちょっと気になる胆・膵画像―ティーチングファイルから―
＜第33回＞胆嚢原発の混合型腺神経内分泌癌（MANEC）の1例
　　　　　　　　　　　　　　　　　三上和歌子ほか

特集：胆膵疾患における血管系 IVR

企画：天野　穂高

総論：胆膵疾患における血管系 IVR
　　　　　　　　　　　　　　　　　鈴木耕次郎ほか
膵切除時の血流改変―手技を中心に
　　　　　　　　　　　　　　　　　阿保　大介ほか
化学放射線治療後の血流改変を伴う膵切除
　　　　　　　　　　　　　　　　　天野　良亮ほか
術前肝動脈コイル塞栓による血流改変後膵切除
　　　　　　　　　　　　　　　　　吉留　博之ほか
門脈塞栓術―手技を中心に
　　　　　　　　　　　　　　　　　小林　聡ほか
門脈塞栓術―適応と成績―
　　　　　　　　　　　　　　　　　夏目　誠治ほか
術後動脈出血―TAE による止血
　　　　　　　　　　　　　　　　　外山　博近ほか
膵頭十二指腸切除術後の仮性動脈瘤出血に対する
　Stent-assisted coiling
　　　　　　　　　　　　　　　　　仲野　哲矢ほか
膵切除術後仮性動脈瘤出血
　―covered stent による止血術―
　　　　　　　　　　　　　　　　　渡邉　学ほか
術後の門脈狭窄に対するステント留置
　　　　　　　　　　　　　　　　　平井　一郎ほか
悪性門脈狭窄に対するステント留置
　　　　　　　　　　　　　　　　　塚本　忠司ほか

●症例
胆管分枝 B5b が胆嚢管へ合流するまれな合流形態の
　胆石症に対する腹腔鏡下胆嚢摘出術
　　　　　　　　　　　　　　　　　平松　聖史ほか

Vol.37 No.4　2016年4月号

特集：早期慢性膵炎をめぐって

企画：乾　和郎

―総論―早期慢性膵炎の概念導入の経緯と今後の展望
　　　　　　　　　　　　　　　　　下瀬川　徹
早期慢性膵炎の診断基準と臨床的意義
　　　　　　　　　　　　　　　　　竹中　完ほか
早期慢性膵炎の実態―全国調査から―
　　　　　　　　　　　　　　　　　正宗　淳ほか
早期慢性膵炎の前向き予後調査
　　　　　　　　　　　　　　　　　肱岡　真之ほか
早期慢性膵炎の臨床像について
　―EUS 所見との関連性も含めて―
　　　　　　　　　　　　　　　　　山部　茜子ほか
EUS-elastography を用いた早期慢性膵炎の診断
　　　　　　　　　　　　　　　　　桑原　崇通
急性膵炎治療後の EUS 所見からみた早期慢性膵炎の診断
　　　　　　　　　　　　　　　　　景岡　正信ほか
膵管内乳頭粘液性腫瘍（IPMN）と慢性膵炎の関連性
　―IPMN における早期慢性膵炎の EUS 所見も含めて―
　　　　　　　　　　　　　　　　　藤田　基和ほか
早期慢性膵炎の EUS 所見を有する無症状・
　膵酵素値正常例の位置付け
　　　　　　　　　　　　　　　　　石井　康隆ほか
治療介入による早期慢性膵炎の EUS 所見と臨床像の変化
　　　　　　　　　　　　　　　　　山本　智支ほか
早期慢性膵炎における膵酵素補助療法の治療効果
　　　　　　　　　　　　　　　　　稲富　理ほか
非アルコール性早期慢性膵炎における臨床像
　―画像所見と治療経過を中心に―
　　　　　　　　　　　　　　　　　大坪公士郎ほか
早期慢性膵炎の長期経過観察からみた
　膵癌発生の可能性について
　　　　　　　　　　　　　　　　　岡崎　彰仁ほか

●症例
腹腔動脈起始部狭窄および腹腔動脈瘤を伴った下部胆管癌に対し
　膵頭十二指腸切除術を施行した1症例
　　　　　　　　　　　　　　　　　竜口　崇明ほか

Vol.37 No.3　2016年3月号

●連載
ちょっと気になる胆・膵画像―ティーチングファイルから―
＜第32回＞膵神経内分泌腫瘍，多発肝転移術後再発に対し
　ソマトスタチン受容体シンチグラフィーが施行された1例
　　　　　　　　　　　　　　　　　丹内　啓允ほか

特集：イラストでみる最新の胆・膵消化管吻合術

企画：遠藤　格

肝内胆管空腸吻合―肝門部領域胆管癌―
　　　　　　　　　　　　　　　　　駒屋　憲一ほか
肝管空腸吻合―先天性胆道拡張症，戸谷分類Ⅳ－Ａ型―
　　　　　　　　　　　　　　　　　矢田　圭吾ほか
胆管胆管吻合法―生体肝移植術における胆道再建―
　　　　　　　　　　　　　　　　　小寺　由人ほか
胆管空腸吻合―胆管損傷 Bismuth 分類Ⅲ～Ⅳ型―
　　　　　　　　　　　　　　　　　松山　隆生ほか
膵空腸吻合―柿田法―
　　　　　　　　　　　　　　　　　柿田　徹也ほか
膵空腸吻合―2列吻合法―
　　　　　　　　　　　　　　　　　賀川　真吾ほか
膵空腸吻合―Blumgart 変法（Nagoya method）―
　　　　　　　　　　　　　　　　　藤井　努ほか
膵空腸吻合―二期再建―
　　　　　　　　　　　　　　　　　大道　清彦ほか
膵胃吻合―膵管胃粘膜吻合―
　　　　　　　　　　　　　　　　　近藤　成ほか
膵胃吻合―膵貫通外列1列吻合＆膵管胃粘膜吻合―
　　　　　　　　　　　　　　　　　新地　洋之ほか
膵体尾部切除術における膵断端処理
　―膵尾側断端膵管胃粘膜吻合法の実際と治療成績―
　　　　　　　　　　　　　　　　　里井　壮平ほか
膵体尾部切除における膵断端空腸吻合
　　　　　　　　　　　　　　　　　川井　学ほか
慢性膵炎の膵空腸吻合
　　　　　　　　　　　　　　　　　尭天　一亨ほか
鏡視下膵消化管吻合―腹腔鏡下 DuVal 変法膵空腸吻合術―
　　　　　　　　　　　　　　　　　大塚　隆生ほか
腹腔鏡下膵切除術における胆道消化管吻合，膵消化管吻合
　　　　　　　　　　　　　　　　　中村　慶春ほか
ロボット支援膵切除術における胆管空腸吻合，膵管空腸吻合
　　　　　　　　　　　　　　　　　堀口　明彦ほか

●連載
その「世界」の描き方＜第9回＞
　NET との"緩みのない"闘い方―今村　正之先生
　　　　　　　　　　　　　　　　　福嶋　敬宜

●技術の工夫
吸収性縫合補強材としてのポリグリコール酸シートを
　使用した自動縫合器による尾側膵切除法における
　術後膵液瘻予防の工夫
　　　　　　　　　　　　　　　　　林部　章ほか

Vol.37 No.2

特集：膵外分泌機能不全と膵酵素補充療法の進歩
企画：神澤　輝実

膵外分泌機能不全の診断法の進歩と膵酵素補充療法の問題点
　　　　　　　　　　　　　　　　　　中村　光男ほか
本邦と欧米での膵外分泌機能不全の考え方の違い
　　　　　　　　　　　　　　　　　　阪上　順一ほか
膵外分泌機能不全の臨床所見と血液生化学検査所見
　　　　　　　　　　　　　　　　　　丹藤　雄介ほか
安定同位体を用いる膵外分泌機能不全の診断：
　^{13}C-Trioctanoin 呼気試験からみた
　膵頭切除術後の膵外分泌機能の検討
　　　　　　　　　　　　　　　　　　堀口　明彦ほか
安定同位体を用いる膵外分泌機能不全の診断：
　^{13}C-labeled mixed triglyceride 呼気試験を用いた
　膵頭十二指腸切除術後の膵外分泌機能評価
　　　　　　　　　　　　　　　　　　廣野　誠子ほか
^{13}C-dipeptide 呼気試験と BT-PABA 試験との比較
　　　　　　　　　　　　　　　　　　松本　敦史ほか
膵外分泌機能不全に対する食事療法,
　膵酵素補充療法とインスリンの使い方
　　　　　　　　　　　　　　　　　　清水　京子
本邦と欧米での消化酵素消化力測定法の違いと
　消化酵素製剤の違い
　　　　　　　　　　　　　　　　　　洪　　繁ほか
Conventional enzyme と高力価膵酵素薬
　　　　　　　　　　　　　　　　　　伊藤　鉄英ほか
膵頭十二指腸切除（PD）後の脂肪肝発生の危険因子と
　膵酵素補充療法の有用性
　　　　　　　　　　　　　　　　　　飯澤　祐介ほか
慢性膵炎の Frey 術後の栄養状態の変化
　　　　　　　　　　　　　　　　　　江川　新一ほか
膵全摘術後の栄養管理
　　　　　　　　　　　　　　　　　　竹山　宜典
小児における膵外分泌機能不全の診断と治療
　―嚢胞性線維症を中心に―
　　　　　　　　　　　　　　　　　　石黒　洋ほか

Vol.37 No.1　2016年1月号

●連載
ちょっと気になる胆・膵画像―ティーチングファイルから―
＜第31回＞SACIテストが有用であった膵インスリノーマの1例
　　　　　　　　　　　　　　　　　　小林　正周ほか
●特別企画
―平成28年―　胆・膵領域はこう展開する
　　　　　　　　　　　　　　　胆と膵編集委員会編

特集：新たに定義された"肝門部領域胆管癌"の診断と治療
企画：海野　倫明

肝門部"領域"胆管癌について
　　　　　　　　　　　　　　　　　　梛野　正人ほか
肝門部胆管癌と肝内大型胆管癌（肝門型肝内胆管癌）
　　　　　　　　　　　　　　　　　　中沼　安二ほか
治療方針決定のための CT および MRI
　　　　　　　　　　　　　　　　　　片寄　友ほか
治療方針決定のための診断法
　―EUS・IDUSを用いた肝門部領域胆管癌の診断―
　　　　　　　　　　　　　　　　　　菅野　敦ほか
　―POCSによる診断―
　　　　　　　　　　　　　　　　　　河上　洋ほか
　―生検，細胞診による診断―
　　　　　　　　　　　　　　　　　　吉田　司ほか
術前胆道ドレナージ
　―内視鏡的胆道ドレナージ―
　　　　　　　　　　　　　　　　　　真口　宏介ほか
　―経皮経肝胆道ドレナージ―
　　　　　　　　　　　　　　　　　　藤井　義郎ほか
外科治療と内科治療
　―右葉尾状葉切除・左葉尾状葉切除―
　　　　　　　　　　　　　　　　　　田本　英司ほか
　―左三区域切除・右三区域切除―
　　　　　　　　　　　　　　　　　　杉浦　禎一ほか
　―肝動脈・門脈合併切除再建を伴う肝切除―
　　　　　　　　　　　　　　　　　　江畑　智希ほか
　―肝門部領域胆管癌．リンパ節郭清―
　　　　　　　　　　　　　　　　　　廣川　文鋭ほか
　―術前術後補助療法―
　　　　　　　　　　　　　　　　　　中川　圭ほか
　―非切除例に対するメタリックステント―
　　　　　　　　　　　　　　　　　　外川　修ほか
　―非切除例に対する癌化学療法―
　　　　　　　　　　　　　　　　　　井岡　達也ほか
　―非切除例に対する放射線治療―
　　　　　　　　　　　　　　　　　　山崎　秀哉
●症例
膵管癒合不全に合併した膵管内乳頭粘液性腫瘍に対し
　腹腔鏡下膵体尾部切除術を施行した一例
　　　　　　　　　　　　　　　　　　石井賢二郎ほか

Vol.36 No.12　2015年12月号

特集：病理像から読みとる膵・胆道画像診断のコツ
企画：山口　武人

◆病理像を画像診断に反映させるために
画像診断との対比のための病理標本の取り扱い
　―とくに切り出しについて―
　　　　　　　　　　　　　　　　　　大池　信之ほか
病理像のバリエーションはどのように
　画像に反映するか
　　　　　　　　　　　　　　　　　　三登久美子ほか
画像診断医から病理医への要望
　　　　　　　　　　　　　　　　　　野田　裕ほか
◆病理像をイメージした膵・胆道画像診断の実際
　―病理像と画像診断との対比―
多血性膵腫瘍の画像診断
　　　　　　　　　　　　　　　　　　須藤研太郎ほか
膵乏血性腫瘍の画像診断
　　　　　　　　　　　　　　　　　　本定　三季ほか
膵上皮内癌は画像診断で捉えられるか？
　　　　　　　　　　　　　　　　　　山雄健太郎ほか
嚢胞壁，嚢胞液性状からみた膵嚢胞性疾患の
　画像診断
　　　　　　　　　　　　　　　　　　片桐　真理ほか
腫瘍内部に嚢胞を形成する充実性膵腫瘍の
　画像診断
　　　　　　　　　　　　　　　　　　松原　三郎ほか
腫瘤形成性膵炎の画像診断
　　　　　　　　　　　　　　　　　　中島　陽平ほか
胆管狭窄の鑑別診断
　　　　　　　　　　　　　　　　　　金　俊文ほか
胆管癌の進展度診断
　　　　　　　　　　　　　　　　　　加藤　厚ほか
胆管由来の肝腫瘍を診断する
　　　　　　　　　　　　　　　　　　松原　崇史ほか
胆嚢隆起性病変の画像診断と病理像
　　　　　　　　　　　　　　　　　　三好　広尚ほか
乳頭部腫瘍性病変の鑑別診断
　　　　　　　　　　　　　　　　　　森　隆太郎ほか

Vol.36 No.11　2015年11月号

●連載
ちょっと気になる胆・膵画像―ティーチングファイルから―
＜第30回＞糖尿病による gallbladder hypomotility が原因と
　考えられた巨大胆嚢の1例
　　　　　　　　　　　　　　　　　　服部　真也ほか

特集：副乳頭と副膵管の知られざる魅力
企画：杉山　政則

副膵管・副乳頭の発生と解剖
　　　　　　　　　　　　　　　　　　栗原　克己ほか
膵管癒合不全と輪状膵
　　　　　　　　　　　　　　　　　　西野　隆義ほか
副乳頭機能
　　　　　　　　　　　　　　　　　　神澤　輝実ほか
副乳頭・副膵管領域発生腫瘍の病理像
　　　　　　　　　　　　　　　　　　野呂瀬朋子ほか
Groove pancreatitis
　　　　　　　　　　　　　　　　　　三方林太郎ほか
副膵管領域癌（Groove 膵癌）の臨床的，画像的，
　病理学的特徴
　　　　　　　　　　　　　　　　　　蒲田　敏文ほか
副膵管開存膵頭部癌
　　　　　　　　　　　　　　　　　　杉山　政則ほか
副膵管領域 IPMN に対する膵頭切除術
　　　　　　　　　　　　　　　　　　中郡　聡夫ほか
副乳頭腫瘍の臨床
　　　　　　　　　　　　　　　　　　長谷部　修ほか
副乳頭カニュレーションおよび造影
　　　　　　　　　　　　　　　　　　宅間　健介ほか
内視鏡的副乳頭切開・切除
　　　　　　　　　　　　　　　　　　土屋　貴愛ほか
副乳頭からの内視鏡治療
　　　　　　　　　　　　　　　　　　山本　智支ほか

Vol.36 臨時増刊特大号　2015年10月号増刊

特集：ERCPマスターへのロードマップ

序文：ERCPマスター，マイスター，マエストロ
　　　　　　　　　　　　　　　　　　　糸井　隆夫

◆処置具の最新情報
診療報酬からみた胆膵内視鏡手技と
　ERCP関連手技処置具のup-to-date
　　　　　　　　　　　　　　　　　　　祖父尼　淳ほか

◆基本編
主乳頭に対するカニュレーションの基本―スタンダード法，
　Wire-guided Cannulation法，膵管ガイドワイヤー法―
　　　　　　　　　　　　　　　　　　　入澤　篤志ほか
副乳頭へのカニュレーション Cannulation of the Minor Papilla
　　　　　　　　　　　　　　　　　　　越田　真介ほか
内視鏡的乳頭括約筋切開切石術
(Endoscopic Sphincterotomized Lithotomy：EST-L)
　　　　　　　　　　　　　　　　　　　宮田　正年ほか
EPBD（＋EST）＋胆管結石除去
　　　　　　　　　　　　　　　　　　　今津　博雄ほか
EPLBD（＋EST）＋胆管結石除去
　　　　　　　　　　　　　　　　　　　糸川　文英ほか
経乳頭的胆管・膵管生検　細胞診
　　　　　　　　　　　　　　　　　　　菅野　敦ほか
膵石除去・膵管ドレナージ
　　　　　　　　　　　　　　　　　　　三好　広尚ほか
胆管ドレナージ（良悪性）（ENBD，PS）
　　　　　　　　　　　　　　　　　　　岩野　博俊ほか
胆管ドレナージ（MS）
　　　　　　　　　　　　　　　　　　　北野　雅之ほか
急性胆嚢炎に対する経乳頭的胆嚢ドレナージ
　　　　　　　　　　　　　　　　　　　伊島　正志ほか

◆応用編
スコープ挿入困難例に対する対処法
　　　　　　　　　　　　　　　　　　　潟沼　朗生ほか
プレカット
　　　　　　　　　　　　　　　　　　　糸井　隆夫ほか
電子スコープを用いた経口胆道鏡検査
　　　　　　　　　　　　　　　　　　　石井　康隆ほか
POCS（SpyGlass）（診断・治療）
　　　　　　　　　　　　　　　　　　　土井　晋平ほか
経口膵管鏡（電子スコープ，SpyGlass）
　　　　　　　　　　　　　　　　　　　喜多絵美里ほか
内視鏡的乳頭切除術
　　　　　　　　　　　　　　　　　　　辻　修二郎ほか
十二指腸ステンティング（ダブルステンティングも含めて）
　　　　　　　　　　　　　　　　　　　大牟田繁文ほか
Roux-en-Y再建術を中心とした，術後腸管再建症例に対する
　シングルバルーン内視鏡を用いたERCP
　　　　　　　　　　　　　　　　　　　殿塚　亮祐ほか
術後腸管の胆膵疾患に対するダブルバルーン内視鏡治療
　　　　　　　　　　　　　　　　　　　畑中　恒ほか

◆トラブルシューティング編
スコープ操作に伴う消化管穿孔
　　　　　　　　　　　　　　　　　　　中路　聡ほか
デバイス操作に伴う後腹膜穿孔―下部胆管の局所解剖も含めて―
　　　　　　　　　　　　　　　　　　　片倉　芳樹ほか
EST後合併症（出血，穿孔）
　　　　　　　　　　　　　　　　　　　田中　麗奈ほか
胆管，膵管閉塞困難例（SSR，Rendez-vous法）
　　　　　　　　　　　　　　　　　　　窪田　賢輔ほか
胆管内迷入ステントの回収法
　　　　　　　　　　　　　　　　　　　岡部　義信ほか
胆管メタルステント閉塞（トリミング，抜去）
　　―十二指腸ステントとあわせて―
　　　　　　　　　　　　　　　　　　　濱田　毅ほか
膵管プラスチックステント迷入に対する内視鏡的回収法
　　　　　　　　　　　　　　　　　　　松本　和幸ほか
胆管結石嵌頓
　　　　　　　　　　　　　　　　　　　露口　利夫ほか
膵管結石嵌頓―膵管結石除去時のバスケット嵌頓に対する
　トラブルシューティング―
　　　　　　　　　　　　　　　　　　　三村　享彦ほか

●座談会
ERCPマスターへのロードマップをこれまでどう描いてきたか，
　これからどう描いていくのか？
　　　　　　糸井　隆夫（司会），入澤　篤志，潟沼　朗生，
　　　　　　石田　祐介，岩崎　栄典

Vol.36 No.10　2015年10月号

**特集：膵癌の浸潤・転移に関する基礎研究の最前線
　―臨床応用に向けて―**

　　　　　　　　　　　　　　　　　企画：清水　京子

膵癌の浸潤・転移研究のup-to-date
　　　　　　　　　　　　　　　　　　　佐藤　賢一
膵癌におけるmiRNA発現と上皮間葉転換
　　　　　　　　　　　　　　　　　　　仲田　興平ほか
癌幹細胞と上皮間葉転換
　　　　　　　　　　　　　　　　　　　石渡　俊行
オートファジーと膵癌
　　　　　　　　　　　　　　　　　　　今中　応亘ほか
ミエロイド細胞による膵発癌活性メカニズム
　　　　　　　　　　　　　　　　　　　地主　将久
膵癌組織における免疫学的微小環境と予後との関係
　　　　　　　　　　　　　　　　　　　平岡　伸介
膵癌の発癌，進展におけるインターフェロンシグナル経路の役割
　　　　　　　　　　　　　　　　　　　眞嶋　浩聡
膵癌における骨髄由来単核球の役割
　　　　　　　　　　　　　　　　　　　桝屋　正浩
膵癌細胞におけるmRNA輸送システム
　　　　　　　　　　　　　　　　　　　谷内　恵介
低酸素環境と膵癌―形態形成シグナル経路の関与―
　　　　　　　　　　　　　　　　　　　大西　秀哉ほか
ビタミンDと膵癌
　　　　　　　　　　　　　　　　　　　正宗　淳ほか
膵癌の浸潤・転移における癌微小環境の新たな役割
　　　　　　　　　　　　　　　　　　　大内田研宙ほか
ドラッグデリバリーシステムを用いた膵癌治療
　　　　　　　　　　　　　　　　　　　西山　伸宏ほか

●話題
膵の語源について（12）
　　　　　　　　　　　　　　　　　　　土屋　涼一

Vol.36 No.9　2015年9月号

●連載
ちょっと気になる胆・膵画像―ティーチングファイルから―
＜第29回＞ガリウムシンチグラフィとSPECT/CTが
　多臓器病変の検出に有用だったIgG4関連自己免疫性膵炎の1例
　　　　　　　　　　　　　　　　　　　松坂　陽至ほか

**特集：膵癌診療ガイドライン
　―グローバル・スタンダードへの潮流―**

　　　　　　　　　　　　　　　　　企画：高折　恭一

序文
　　　　　　　　　　　　　　　　　　　高折　恭一
科学的根拠に基づく膵癌診療ガイドライン
　―国際化の観点からみた次回改訂の展望―
　　　　　　　　　　　　　　　　　　　山口　幸二ほか
膵癌のバイオマーカー
　　　　　　　　　　　　　　　　　　　濱田　晋ほか
膵癌におけるワークアップ
　　　　　　　　　　　　　　　　　　　赤尾　潤一ほか
膵癌の外科治療：術式選択と周術期管理のエビデンス
　　　　　　　　　　　　　　　　　　　川井　学ほか
Borderline resectable膵癌：定義と治療戦略
　　　　　　　　　　　　　　　　　　　尭天　一亨ほか
膵癌に対する腹腔動脈合併切除（DP-CAR）の意義：
　ガイドラインを超える治療は意義があるか？
　　　　　　　　　　　　　　　　　　　野路　武寛ほか
膵癌に対する門脈合併切除
　　　　　　　　　　　　　　　　　　　山田　豪ほか
膵癌に対する腹腔鏡下膵切除術
　　　　　　　　　　　　　　　　　　　中島　洋ほか
膵癌の術前術後補助療法
　　　　　　　　　　　　　　　　　　　元井　冬彦ほか
切除不能膵癌に対する化学療法
　　　　　　　　　　　　　　　　　　　古瀬　純司ほか
膵癌に対する化学放射線療法
　　　　　　　　　　　　　　　　　　　中村　晶
膵癌における胆道ドレナージ
　　　　　　　　　　　　　　　　　　　池内　信人ほか
膵癌における十二指腸狭窄に対する治療
　　　　　　　　　　　　　　　　　　　高原　楠昊ほか

●症例
著明な高トリグリセライド血症による重症急性膵炎を
　繰り返し発症した1例
　　　　　　　　　　　　　　　　　　　吉岡　直輝ほか

Vol.36 No.8　2015年8月号

特集：EUS 下胆道ドレナージ
〜EUS-BD の安全な導入へ向けて〜

企画：伊佐山浩通

序文：EUS-BD の現状と展望〜 4 学会合同の提言を踏まえて〜
　　　　　　　　　　　　　　　　　　　　　　伊佐山浩通

EUS-BD 開発の歴史と種類
　　　　　　　　　　　　　　　　　　　　　　藤田　直孝

EUS 下胆管十二指腸吻合（EUS-CDS：EUS-guided choledochoduodenostomy）の適応と手技の実際
　　　　　　　　　　　　　　　　　　　　　原　和生ほか

EUS-CDS の偶発症〜対処・予防方法〜
　　　　　　　　　　　　　　　　　　　　　　菅野　良秀

EUS-HGS の適応と手技の実際
　　　　　　　　　　　　　　　　　　　　　土屋　貴愛ほか

Endoscopic ultrasound-guided hepaticogastrostomy（EUS-HGS）の偶発症と対処・予防方法
　　　　　　　　　　　　　　　　　　　　　河上　洋ほか

EUS-BD における使用デバイスの選択
　〜超音波内視鏡，穿刺針，ガイドワイヤー，ダイレーター〜
　　　　　　　　　　　　　　　　　　　　　加藤　博也ほか

非切除悪性胆道閉塞に対する EUS-BD におけるステント選択
　　　　　　　　　　　　　　　　　　　　　中井　陽介ほか

EUS-BD の教育方法
　　　　　　　　　　　　　　　　　　　　　良沢　昭銘ほか

EUS-BD 〜antegrade technique の適応と手技の実際〜
　　　　　　　　　　　　　　　　　　　　　岩下　拓司ほか

EUS-guided rendezvous technique の適応と手技の実際
　　　　　　　　　　　　　　　　　　　　　川久保和道ほか

金属ステント留置後急性胆嚢炎に対する EUS 下ガイド下胆嚢ドレナージ術の有用性
　　　　　　　　　　　　　　　　　　　　　今井　元ほか

EUS-guided gallbladder drainage の適応と手技の実際
　〜胆嚢結石症による急性胆嚢炎〜
　　　　　　　　　　　　　　　　　　　　　松原　三郎ほか

●症例
磁石圧迫吻合術によって開通した肝管空腸吻合部閉塞の 1 例
　　　　　　　　　　　　　　　　　　　　　近藤　崇之ほか

Vol.36 No.7　2015年7月号

●連載
ちょっと気になる胆・膵画像―ティーチングファイルから―
＜第 28 回＞腎細胞癌の膵転移に対し膵全摘を行った 1 例
　　　　　　　　　　　　　　　　　　　　　野田　佳史ほか

特集：膵における超音波検査を今見直す

企画：渡邊　五朗

ルーチン検査に応用する膵臓の超音波走査法
　　　　　　　　　　　　　　　　　　　　　鶴岡　尚志ほか

体外式膵超音波走査法の工夫（膵精密エコー法）
　　　　　　　　　　　　　　　　　　　　　蘆田　玲子ほか

膵 EUS 走査法のコツと描出限界について
　　　　　　　　　　　　　　　　　　　　　花田　敬士ほか

超音波による膵癌検診―腹部超音波検診判定マニュアル―
　　　　　　　　　　　　　　　　　　　　　岡庭　信司ほか

人間ドック超音波検査でみられる膵病変とそのフォローアップ
　―当院での現状―
　　　　　　　　　　　　　　　　　　　　　小山里香子ほか

膵嚢胞に対する超音波検査の意義と経過観察基準
　　　　　　　　　　　　　　　　　　　　　大野栄三郎ほか

EUS による IPMN 手術適応基準と経過観察フローの実際
　　　　　　　　　　　　　　　　　　　　　松原　三郎ほか

「膵癌超音波診断基準」の役割と今後の展望
　　　　　　　　　　　　　　　　　　　　　河合　学ほか

急性膵炎における超音波検査の意義と限界
　　　　　　　　　　　　　　　　　　　　　阪上　順一ほか

慢性膵炎診療における体外式超音波検査の意義
　　　　　　　　　　　　　　　　　　　　　星　恒輝ほか

自己免疫性膵炎と膵癌の超音波鑑別診断の実際
　　　　　　　　　　　　　　　　　　　　　関口　隆三ほか

膵腫瘍性病変における造影 US（体外式）による鑑別診断
　　　　　　　　　　　　　　　　　　　　　大本　俊介ほか

膵腫瘍性病変における造影 EUS による鑑別診断
　　　　　　　　　　　　　　　　　　　　　菅野　敦ほか

膵病変に対する EUS-elastography の実際と展望
　　　　　　　　　　　　　　　　　　　　　殿塚　亮祐ほか

体外式 US 下膵生検の現状
　　　　　　　　　　　　　　　　　　　　　山口　武人ほか

膵癌に対する EUS-FNA：成績（診断能・適応）と精度確保のための条件
　　　　　　　　　　　　　　　　　　　　　稗田　信弘ほか

Vol.36 No.6　2015年6月号

特集：膵内分泌腫瘍の診断・治療の新展開

企画：伊藤　鉄英

巻頭言：日本における膵内分泌腫瘍の新たな展開
　　　　　　　　　　　　　　　　　　　　　伊藤　鉄英

Akt 抑制遺伝子である PHLDA3 は膵神経内分泌腫瘍の新規癌抑制遺伝子である
　　　　　　　　　　　　　　　　　　　　　陳　妤ほか

膵内分泌腫瘍における遺伝子変異とゲノム研究の成果
　　　　　　　　　　　　　　　　　　　　　谷内田真一

膵内分泌腫瘍における EUS-FNA の役割と遺伝子変異診断
　　　　　　　　　　　　　　　　　　　　　吉田　司ほか

細胞増殖能の高い NET―G3―高分化型神経内分泌腫瘍（いわゆる NET G3）と低分化型神経内分泌癌（PDNEC）
　　　　　　　　　　　　　　　　　　　　　笠島　敦子ほか

膵内分泌腫瘍における血中クロモグラニン A の有用性とピットフォール
　　　　　　　　　　　　　　　　　　　　　脇岡　真之ほか

膵内分泌腫瘍における標識オクトレオチドを用いた核医学診断
　　　　　　　　　　　　　　　　　　　　　窪田　和雄

切除不能膵内分泌腫瘍（NET G1/G2）および膵内分泌癌（NEC）治療の今後の展望〜国内外で進行中の治験の動向を含めて〜
　　　　　　　　　　　　　　　　　　　　　森実　千種

切除不能膵内分泌腫瘍に対するペプチド受容体放射線核種療法（PRRT）
　　　　　　　　　　　　　　　　　　　　　小林　規俊ほか

膵内分泌腫瘍に対するリンパ節郭清の意義
　　　　　　　　　　　　　　　　　　　　　木村　英世ほか

膵内分泌腫瘍における鏡視下手術の現状と適応
　　　　　　　　　　　　　　　　　　　　　工藤　篤ほか

膵内分泌腫瘍の肝転移に対する外科切除の現状
　　　　　　　　　　　　　　　　　　　　　青木　琢ほか

膵内分泌腫瘍の肝転移に対する血管内治療の有用性
　　　　　　　　　　　　　　　　　　　　　増井　俊彦ほか

日本神経内分泌腫瘍研究会（JNETS）の発足と NET 登録の開始
　　　　　　　　　　　　　　　　　　　　　今村　正之

●連載
その「世界」の描き方＜第 8 回＞―山雄　健次先生
　　　　　　　　　　　　　　　　　　　　　福嶋　敬宜

●症例
腹腔鏡下胆嚢摘出後に敗血症による門脈血栓症を認めた 1 例
　　　　　　　　　　　　　　　　　　　　　熊野健二郎ほか

術前 DIC-CT で副肝管の存在を診断し安全に腹腔鏡下胆嚢摘出術が施行された 1 症例
　　　　　　　　　　　　　　　　　　　　　久光　和則ほか

Vol.36 No.5　2015年5月号

●連載
ちょっと気になる胆・膵画像―ティーチングファイルから―
＜第 27 回＞膵破骨細胞型巨細胞癌の 1 例
　　　　　　　　　　　　　　　　　　　　　金親　克彦ほか

特集：Borderline resectable 膵癌の最前線
―診断・治療法はどう変わったか―

企画：山上　裕機

疾患概念：Borderline resectable（BR）膵癌とは何か？
　　　　　　　　　　　　　　　　　　　　　高山　敬子ほか

BR 膵癌の CT 画像診断
　　　　　　　　　　　　　　　　　　　　　戸島　史仁ほか

BR 膵癌の切除可能性をどのように決定するか？
　　　　　　　　　　　　　　　　　　　　　元井　冬彦ほか

BR 膵癌に対する術前補助化学療法
　　　　　　　　　　　　　　　　　　　　　井岡　達也

BR 膵癌に対する術前化学放射線療法の意義
　　　　　　　　　　　　　　　　　　　　　江口　英利ほか

術前化学療法・化学放射線療法の病理学的効果判定をめぐって（R0 判定をめぐって）
　　　　　　　　　　　　　　　　　　　　　古川　徹ほか

BR 膵癌に対する IMRT
　　　　　　　　　　　　　　　　　　　　　中村　晶ほか

Borderline resectable 膵癌に対する重粒子線治療の有用性
　　　　　　　　　　　　　　　　　　　　　山田　滋ほか

BR 膵癌に対する膵頭十二指腸切除術―門脈合併切除をめぐって―
　　　　　　　　　　　　　　　　　　　　　村田　泰洋ほか

肝動脈合併切除・再建を伴う膵切除術の意義
　　　　　　　　　　　　　　　　　　　　　天野　良亮ほか

BR 膵体尾部癌の手術―腹腔動脈合併切除の意義―
　　　　　　　　　　　　　　　　　　　　　岡田　健一ほか

Borderline resectable 膵癌の術後補助療法をどうするか？　切除可能膵癌との違いは？
　　　　　　　　　　　　　　　　　　　　　古瀬　純司

●連載
その「世界」の描き方＜第 7 回＞―白鳥　敬子先生
　　　　　　　　　　　　　　　　　　　　　福嶋　敬宜

●総説
家族性膵癌と遺伝性膵癌症候群：ハイリスク個人に対するスクリーニングについて
　　　　　　　　　　　　　　　　　　　　　橋本　直樹

Vol.36 No.4　2015年4月号

特集：胆膵EUS-FNAのエビデンス2015―この5年間の進歩―
　　　　　　　　　　　　　　　　　　　企画：糸井　隆夫

序文
　　　　　　　　　　　　　　　　　　　　　糸井　隆夫
EUS-FNA関連手技の機器と処置具の進歩
　　　　　　　　　　　　　　　　　　　　　岡部　義信ほか
膵実質性腫瘍診断
　　　　　　　　　　　　　　　　　　　　　宇野　耕治ほか
EUS-FNAによる膵嚢胞性腫瘍診断
　　　　　　　　　　　　　　　　　　　　　鎌田　　研ほか
胆道疾患に対するEUS-FNA 2015
　　　　　　　　　　　　　　　　　　　　　肱岡　　範ほか
転移巣（肝，副腎，リンパ節など）に対するEUS-FNA
　　　　　　　　　　　　　　　　　　　　　田場久美子ほか
EUS-FNA検体を用いた分子生物学解析
　　　　　　　　　　　　　　　　　　　　　末吉　弘尚ほか
膵炎に合併した膵周囲液体貯留に対するEUSガイド下ドレナージ術
　　　　　　　　　　　　　　　　　　　　　山部　茜子ほか
膵管ドレナージ
　　　　　　　　　　　　　　　　　　　　　潟沼　朗生ほか
胆管ドレナージおよびランデブー法
　　　　　　　　　　　　　　　　　　　　　土屋　貴愛ほか
急性胆嚢炎に対するEUS下胆嚢ドレナージ術
　　　　　　　　　　　　　　　　　　　　　伊藤　　啓ほか
腹腔神経叢/神経節ブロック
　　　　　　　　　　　　　　　　　　　　　土井　晋平ほか
血管内治療
　　　　　　　　　　　　　　　　　　　　　岩井　知久ほか
Intereventional EUSの手技を用いた抗腫瘍療法
　　　　　　　　　　　　　　　　　　　　　大野栄三郎ほか
EUSガイド下胃空腸吻合術
　　　　　　　　　　　　　　　　　　　　　糸井　隆夫ほか

●座談会
胆膵EUS-FNAのエビデンス2015―この5年間の進歩―
　　　　　糸井　隆夫，山雄　健次，真口　宏介，入澤　篤志
●症例
画像所見から胆嚢癌を疑った黄色肉芽腫性胆嚢炎の1例
　　　　　　　　　　　　　　　　　　　　　岩谷　慶照ほか
胆管炎を契機に発見された膵solid-pseudopapillary neoplasm
　　の1例
　　　　　　　　　　　　　　　　　　　　　徳丸　哲平ほか

Vol.36 No.3　2015年3月号

●連載
ちょっと気になる胆・膵画像―ティーチングファイルから―
＜第26回＞総胆管内腫瘍栓を伴った膵神経内分泌癌の1例
　　　　　　　　　　　　　　　　　　　　　芝本健太郎ほか

特集：進行膵・胆道癌における血管合併切除の諸問題
　　　　　　　　　　　　　　　　　　　企画：宮崎　　勝

序文
　　　　　　　　　　　　　　　　　　　　　宮崎　　勝
肝内胆管癌の下大静脈浸潤に対する合併切除
　　　　　　　　　　　　　　　　　　　　　有泉　俊一ほか
肝内胆管癌の肝静脈合併切除
　　　　　　　　　　　　　　　　　　　　　阪本　良弘ほか
肝門部領域胆管癌における門脈浸潤例の切除戦略
　　　　　　　　　　　　　　　　　　　　　益田　邦洋ほか
肝門部領域胆管癌における肝動脈浸潤例の切除戦略
　　　　　　　　　　　　　　　　　　　　　杉浦　禎一ほか
肝門部領域癌における門脈・肝動脈浸潤例の切除戦略
　　　　　　　　　　　　　　　　　　　　　水野　隆史ほか
胆嚢癌における右肝動脈浸潤例の切除戦略
　　　　　　　　　　　　　　　　　　　　　島田　和明ほか
胆嚢癌・遠位胆管癌における門脈浸潤例の切除戦略
　　　　　　　　　　　　　　　　　　　　　三浦　文彦ほか
膵癌における高度門脈浸潤例の切除戦略
　　　　　　　　　　　　　　　　　　　　　藤井　　努ほか
膵癌における腹腔動脈幹周囲浸潤例の切除戦略
　　　　　　　　　　　　　　　　　　　　　市之川正臣ほか
膵癌における総肝動脈浸潤例の治療戦略
　　　　　　　　　　　　　　　　　　　　　菱沼　正一ほか
膵癌における上腸間膜動脈浸潤例の治療戦略
　　　　　　　　　　　　　　　　　　　　　田島　秀浩ほか
膵頭十二指腸切除時のreplaced右肝動脈に対する戦略
　　　　　　　　　　　　　　　　　　　　　吉富　秀幸ほか
動脈の解剖学的特徴に基づく腹腔動脈合併膵体尾部切除術
　　　　　　　　　　　　　　　　　　　　　岡田　健一ほか
腹腔動脈根部の高度狭窄・閉塞例における膵頭十二指腸切除術の治療戦略
　　　　　　　　　　　　　　　　　　　　　山田　大輔ほか

●症例
膵粘液性嚢胞腫瘍との鑑別が困難であった膵リンパ上皮嚢胞の1例
　　　　　　　　　　　　　　　　　　　　　寺田　卓郎ほか
膵貯留性嚢胞に合併した脂肪酸カルシウム石の1例
　　　　　　　　　　　　　　　　　　　　　鈴木　範明ほか

Vol.36 No.2　2015年2月号

特集：膵・胆道癌診療の新時代へ―診断と治療の新たな展開―
　　　　　　　　　　　　　　　　　　　企画：古瀬　純司

膵癌の新しい腫瘍マーカーによる早期診断
　　　　　　　　　　　　　　　　　　　　　山田　哲司
セルフチェック可能な膵癌診断法の開発―メタボローム解析を用いた膵癌へのアプローチ―
　　　　　　　　　　　　　　　　　　　　　砂村　眞琴ほか
何故，牛蒡子か？
　　　　　　　　　　　　　　　　　　　　　池田　公史ほか
膵癌に対する標的化腫瘍溶解ウイルス療法の開発
　　　　　　　　　　　　　　　　　　　　　青木　一教
膵癌におけるIL-6の発現と治療応用
　　　　　　　　　　　　　　　　　　　　　光永　修一ほか
膵癌に対する新しい免疫療法の展望
　　　　　　　　　　　　　　　　　　　　　大熊（住吉）ひとみほか
次世代シークエンサーを用いた膵癌遺伝子プロファイリング
　　　　　　　　　　　　　　　　　　　　　林　　秀幸ほか
胆管癌におけるFGFR2融合遺伝子発現の臨床的意義
　　　　　　　　　　　　　　　　　　　　　柴田　龍弘ほか
胆道癌における増殖シグナル伝達因子の発現と遺伝子変異の多様性
　―KRAS変異，HER2過剰発現の胆道癌バイオマーカーとしての可能性―
　　　　　　　　　　　　　　　　　　　　　横山　政明ほか
胆管癌に血管新生阻害薬あるいはEGFR阻害薬は有効か―前臨床試験からの可能性―
　　　　　　　　　　　　　　　　　　　　　高橋　裕之ほか
胆道癌に血管新生阻害薬は有効か―臨床試験からの可能性―
　　　　　　　　　　　　　　　　　　　　　古瀬　純司
癌免疫学の進歩と膵・胆道癌に対する癌免疫療法の展望
　　　　　　　　　　　　　　　　　　　　　西田　純幸

●症例
CA19-9高値を契機にEUS-FNABにて確定診断の得られたTS-1膵癌の1例
　　　　　　　　　　　　　　　　　　　　　野村　佳克ほか
下部胆管mixed adenoneuroendocrine carcinomaの1例
　　　　　　　　　　　　　　　　　　　　　和久　利彦ほか
まれな成人発症nesidioblastosisの1例
　　　　　　　　　　　　　　　　　　　　　石川　忠則ほか

Vol.36 No.1　2015年1月号

●連載
ちょっと気になる胆・膵画像―ティーチングファイルから―
＜第25回＞膵神経鞘腫の1例
　　　　　　　　　　　　　　　　　　　　　一条　祐輔ほか

●特別企画
―平成27年―　胆・膵領域はこう展開する
　　　　　　　　　　　　　　　　　　　胆と膵編集委員会編

特集：進展度に応じた胆嚢癌の治療戦略
　　　　　　　　　　　　　　　　　　　企画：天野　穂高

胆道癌全国登録データより見た胆嚢癌の動向
　　　　　　　　　　　　　　　　　　　　　石原　　慎ほか
進行度から見た胆嚢癌の病理学的特徴
　　　　　　　　　　　　　　　　　　　　　鬼島　　宏ほか
US, EUSによる胆嚢癌進展度診断
　　　　　　　　　　　　　　　　　　　　　菅野　良秀ほか
MDCT, MRIによる胆嚢癌進展度診断
　　　　　　　　　　　　　　　　　　　　　蒲田　敏文ほか
FDG-PETによる胆嚢癌進展度診断
　　　　　　　　　　　　　　　　　　　　　小林　省吾ほか
胆嚢癌に対する腹腔鏡下胆嚢全層切除―剥離層の組織学的検討―
　　　　　　　　　　　　　　　　　　　　　本田　五郎ほか
pT2胆嚢癌に対する至適術式の検討―肝切除範囲，胆管切除―
　　　　　　　　　　　　　　　　　　　　　堀口　明彦ほか
リンパ節転移からみた胆嚢癌の治療成績
　　　　　　　　　　　　　　　　　　　　　坂田　　純ほか
進行胆嚢癌に対する肝葉切除の適応と限界
　　　　　　　　　　　　　　　　　　　　　江畑　智希ほか
進行胆嚢癌に対する膵頭十二指腸切除の適応と限界
　　　　　　　　　　　　　　　　　　　　　樋口　亮太ほか
コンバージョン手術が可能であった局所進行切除不能胆嚢癌の検討
　　　　　　　　　　　　　　　　　　　　　加藤　　厚ほか
胆嚢癌術後化学療法の現状と展望
　　　　　　　　　　　　　　　　　　　　　中山　雄介ほか

●症例
膵頭十二指腸切除後の膵空腸吻合部狭窄に対して膵管空腸側々吻合を行った1例
　　　　　　　　　　　　　　　　　　　　　鹿股　宏之ほか
主膵管と交通した膵漿液性嚢胞腫瘍の1例
　　　　　　　　　　　　　　　　　　　　　岩本　明美ほか

投 稿 規 定

本誌は原則として胆道,膵臓,消化管ホルモンに関する論文で,他誌に発表されていないものを掲載します。

A. 研究論文

1. 原稿は,400字詰原稿用紙25枚以内におまとめ願います。

   文献,図(写真含む),表もこの枚数に含まれます。写真は手札以上の大きさにプリントした鮮明なものに限ります。図,表が入る際は,大,小について下記のごとく25枚より差し引いて下さい。

   { 図,表は1枚につき大は原稿用紙1枚
   　　　　　　　　　 〃　 小は　〃　　半枚

2. 原稿には**表題の英訳,著者全員の氏名およびローマ字名,所属,主著者の連絡先**(〒,住所,電話,e-mail)を記入して下さい。また,**Key words**(4語以内,和・洋語は問いません)をつけて下さい。

3. 形式は緒言,対象および方法,結果,考察,結語,参考文献の順序にして下さい。

4. ワードプロセッサーを使用する場合は,20字×20行に印字して下さい。

5. 原稿は楷書,横書,新かなづかいとし,欧文文字はタイプするか,活字体で書いて下さい。

   欧文の書き方は,普通名詞については文頭は大文字,文中は小文字,固有名詞については大文字でお願いします。

   薬品名は一般名を原則とします。

   なお,用語やかなづかいは編集の際に訂正することもあります。

6. 図,表は文中および欄外に挿入箇所を明記して下さい。図表の説明は和文で別紙にまとめて記載して下さい。写真はすべてモノクロとしカラー写真は原則として挿入しません。とくに掲載希望の場合は実費をいただきます。

7. 参考文献は,文中に引用順に肩付き番号をつけ,本文の末尾に番号順におまとめ下さい。

   複数の著者名の場合は3名までを記載し,ほかあるいは et al. とすること。

〈雑誌の場合〉

   著者名:題名.雑誌名 巻:頁(始め―終わり),発行年.

   例1) 乾　和郎,中澤三郎,芳野純治,ほか:十二指腸乳頭炎の診断.胆と膵 21:109-113, 2000.

   例2) Hunter JG:Avoidance of bile duct injury during laparoscopic cholecystectomy. Am J Surg 162:71-76, 1991.

〈書籍・単行本の場合〉

   著者名:題名.書名,編集者名,版,頁(始め―終わり),発行所,発行地(外国のみ),発行年.

   例1) 小川　薫,有山　襄:胆嚢癌の早期診断―X線検査法を中心に―.早期胆嚢癌,中澤三郎,乾和郎編集,68-79, 医学図書出版,1990.

   例2) Berk JE, Zinberg SS:Emphysematous cholecystitis. Bockus Gastroenterology, (Berk JK), 4th ed., 3610-3612, WB Saunders Company, Philadelphia, 1985.

8. 著者校正は初校のみと致します。

9. 原稿の採否および掲載号は編集委員会におまかせ願います。

10. 掲載原稿には,掲載誌1部と別冊30部を贈呈します。別冊30部以上は実費をいただきます。必要別冊部数を校正時にお知らせ下さい。

11. 投稿原稿には,必ずコピーを1通とデータ(**CD-R等**)をつけること。

12. 上記の規格内のものは無料掲載致します。

B. 特集,総説,話題,症例,技術の工夫,手術のコツ,文献紹介,学会印象記,見聞記,ニュース(地方会日程など),質疑応答,読者の声

1. 総説,話題論文も投稿規定に準ずる。

2. 症例,技術の工夫,手術のコツは400字詰原稿用紙20枚以内(図,表を含む)におまとめ下さい。

   原稿には**表題の英訳,著者全員の氏名およびローマ字名,所属,主著者の連絡先**(〒,住所,電話,e-mail)を記入して下さい。また,**Key words**(4語以内,和・洋語は問いません)をつけて下さい。

3. ニュース,質疑応答,または読者の声は2枚以内(図,表なし)におまとめ下さい。採否は編集委員会の議を経て決定します。なお,投稿者の主旨を曲げることなく文章を変更することもありますのでご了承下さい。

◆研究・症例・総説・話題・技術の工夫は具体的に内容がわかるような要約を400字以内で必ずお書き下さい。

〈原稿送付先〉 医学図書出版株式会社「胆と膵」編集部
〒113-0033 東京都文京区本郷2-27-18 本郷BNビル2F
TEL. 03-3811-8210(代)　　FAX. 03-3811-8236
E-mail:tantosui@igakutosho.co.jp